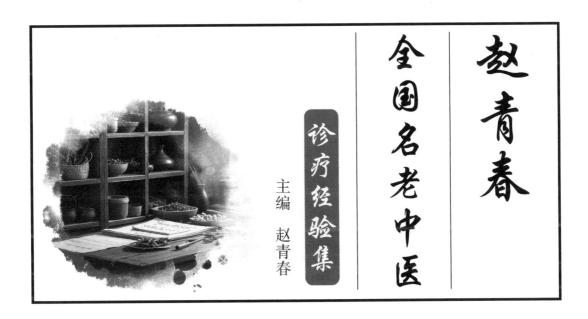

# 赵青春

## 全国名老中医

### 诊疗经验集

主编 赵青春

郑州大学出版社

**图书在版编目(CIP)数据**

赵青春全国名老中医诊疗经验集 / 赵青春主编.

郑州：郑州大学出版社，2024.12. -- ISBN 978-7
-5773-0811-1

Ⅰ. R249.7

中国国家版本馆 CIP 数据核字第 2024A9J947 号

**赵青春全国名老中医诊疗经验集**

ZHAO QINGCHUN QUANGUO MING-LAO ZHONGYI ZHENLIAO JINGYANJI

| | | | |
|---|---|---|---|
| 策划编辑 | 陈文静 | 封面设计 | 苏永生 |
| 责任编辑 | 陈 思 | 版式设计 | 苏永生 |
| 责任校对 | 张若冰 | 责任监制 | 朱亚君 |

| | | | |
|---|---|---|---|
| 出版发行 | 郑州大学出版社 | 地 址 | 郑州市大学路 40 号(450052) |
| 出 版 人 | 卢纪富 | 网 址 | http://www.zzup.cn |
| 经 销 | 全国新华书店 | 发行电话 | 0371-66966070 |
| 印 刷 | 河南大美印刷有限公司 | | |
| 开 本 | 787 mm×1 092 mm 1 / 16 | | |
| 印 张 | 9.5 | 字 数 | 216 千字 |
| 版 次 | 2024 年 12 月第 1 版 | 印 次 | 2024 年 12 月第 1 次印刷 |
| 书 号 | ISBN 978-7-5773-0811-1 | 定 价 | 59.00 元 |

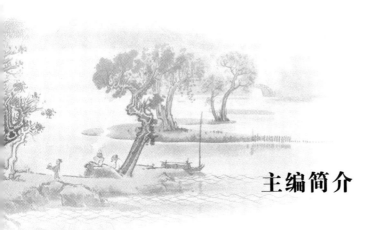

# 主编简介

　　赵青春,男,研究生学历,硕士学位,二级主任中医师,曾历任南阳市中医院内科主任、业务副院长、党委书记。首批全国中医临床优秀人才,第六批全国名老中医药专家学术经验继承工作指导老师,享受国务院特殊津贴,全国名老中医药专家传承工作室指导老师,河南省中医药杰出贡献奖获得者。

　　赵青春教授是著名的中医内科专家,尤其在心脑血管病的中医治疗上造诣深厚,积累了丰富的诊疗经验。他仁心仁德,在全心解除患者痛苦的同时,不忘中医传承,无私培养了众多中医药人才,为中医药事业的传承和发展做出了巨大的贡献,深受患者的喜爱和弟子的敬重。

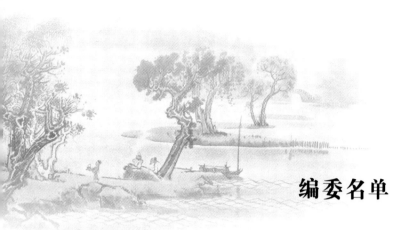

# 编委名单

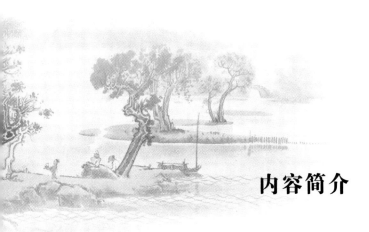

# 内容简介

　　赵青春教授是一位全国知名的老中医,其从事中医临床工作四十余年,一直奋战在一线。本书是学习研究赵青春学术思想的重要参考资料。书中通过对常见的胸痹心痛、眩晕、心悸、心衰、失眠、头痛等疾病的阐释,将经典理论与现代临床相结合,提高临床疗效。书中列举临证中的典型医案,通过对这些医案进行分析,展示赵青春教授的辨证思路、用药特点和治疗方法,使读者能够更好地理解和掌握其诊疗经验。

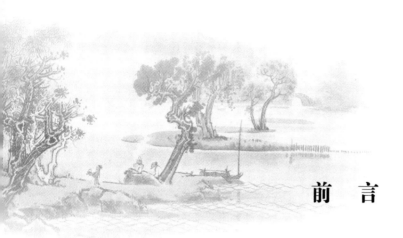

# 前　言

几千年来，中医为中华民族的繁荣发展做出了巨大的贡献，中医学是一门经验性、实践性很强的应用学科，以经验医学著称。因此，传承名老中医的学术思想、临床经验和技术专长等，是中医人才培养和提高的重要方式，对中医的继承、发展和创新具有极其重要的意义。

全国名中医赵青春教授致力于中医医疗、教学、科研四十余载，术得南阳，学追岐黄，博采众家之长，愈废疾，起沉疴，回馈乡梓，造福一方，潜心钻研，不遗余力培养后生。本着"继承经验、传播学术"的思想，我们通过对赵青春教授治疗中医内科常见病的疾病概述、临证体会、典型医案等方面加以阐述，汇集成了赵青春教授诊疗中医内科常见病的学术专著。

赵青春教授在勤于临床、潜心钻研中医经典理论的同时，非常重视师承带教。2017年被国家中医药管理局确定为第六批全国名老中医药专家学术经验继承工作指导老师，入选河南省2021年全国名老中医药专家传承工作室建设项目专家名单，从疑难病例查房、门诊跟师抄方、临证经验讲解等方面进行传、帮、带，培养中医优秀临床人才。本书整理、总结了赵青春教授临床体会及医案经验等内容，与临床同道一起进行学术交流，以期为伟大的中医药事业发展做出贡献。

本书适合从事中医内科，尤其是从事中医内科专业的各级临床、教学、科研工作者参考使用。

感谢为本书的出版发行做出不懈努力的全体同仁！感谢各位编委的辛苦付出！如有不当之处，敬请批评指正。

编者
2024 年 6 月 6 日

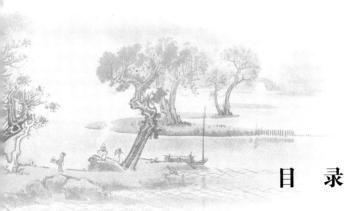

# 目　录

# 胸痹心痛

## ▶▶ 一、疾病概述

冠状动脉粥样硬化性心脏病(简称冠心病)指冠状动脉发生粥样硬化引起管腔狭窄或闭塞,导致心肌缺血缺氧或坏死而引起的心脏病。冠心病的现代诊疗技术突飞猛进,日渐成熟,大规模循证实验逐步推进,包括有药物治疗、介入治疗、外科手术治疗等,有效地改善了患者的症状,提高了生存率。但是也存在一些难以解决的问题,比如介入术后再灌注损伤、冠脉再狭窄问题,长期口服西药带来的不良反应及药物副作用,昂贵的经济负担,久病的焦虑等不良情绪等。中医药整体辨证论治,调整机体代谢状态,达到阴阳气血平衡,多靶点、多通路作用,在减轻患者临床症状、改善预后、缓解不良情绪、减少不良反应等方面具有不可替代的优势和良好的效果。

根据冠心病的特点,主要与中医的胸痹心痛病关系密切,赵青春教授认为胸痹心痛病乃邪痹心络、气血不畅所致,症状多表现为胸痛、胸闷,甚则痛彻左上肢、后背、咽喉、面部,多持续数分钟,症状反复发作,重则胸部痛闷持续不缓解,并出现汗出肢冷、脉散乱欲绝等症候。主要涵盖的是冠状动脉粥样硬化性心脏病,急性心肌梗死与心绞痛为其不同的临床表现形式。虽然近年来关于该类疾病的治疗手段不断更新,但仍存在许多问题。对于经现代医学采用强化内科治疗等措施仍不能控制,及介入或搭桥术治疗后症状仍不能缓解者,中医药治疗有明显优势。

《金匮要略》首次记载了"胸痹心痛",指出了胸痹病机为阳微阴弦,以"温""通"法为治疗大法,辨证给出了瓜蒌薤白剂以辛温通痹化浊,人参汤温补阳气、固本和胃,茯苓杏仁甘草汤祛饮,橘枳姜汤行气,体现了辨证论治的特点。

近代以来,胸痹心痛的治疗逐渐趋于完善,岳美中老认为胸痹心痛的治疗应用阳药及通药以除"阴邪",常用"通心阳"之枳实薤白桂枝汤,"行血滞"之变通血府逐瘀汤,"开寒闭"之苏合香丸。陈可冀老、郭士魁老倡导活血化瘀为主治疗冠心病,创制了"冠心Ⅱ号方"。邓铁涛老认为冠心病正虚为本、邪实为标;五脏相通、心脾相关;痰瘀相关、以痰为主,提出"痰是瘀的早期阶段,瘀是痰的进一步发展",善用温胆汤。颜德馨老以调和为法,"调和"以补益中气为主,升降同用,用药平和,自拟益心汤,此方益气活血、升阳化痰,升降相宜,扶正祛邪兼顾。路志正老从脾胃论治冠心病,注重调理脾胃升降,顾护脾胃润燥,善用异功散、归脾汤、附子理中汤、三仁汤等。陈镜合老从郁论治冠心病,常用越鞠丸合失笑散加西洋参、红花等。赵青春教授深入学习经典及近现代各名家治疗经验,结合临床,形成了独特的胸痹心痛治疗体系。

## ▶▶ 二、病因病机

赵青春教授尊仲师"阳微阴弦"理论、"保胃气"思想,《内经》"胃络通心"理论,并经过长期的临床实践,结合历代名家诊治胸痹经验,认为冠心病临床表现为本虚标实证,本虚根本原因为胃气虚弱,心阳不足,标实为气滞、痰湿、瘀血、寒凝,"痰浊瘀血"在冠心病的发生发展中贯穿始终,以此立论,创制了"益心健脾丸""温通汤""通痹化浊汤"等方。

张仲景《金匮要略·胸痹心痛短气病》第一条先论胸痹病机,曰:"夫脉当取太过不及,阳微阴弦,即胸痹而痛,所以然者,责其极虚也。今阳虚知在上焦,所以胸痹、心痛者,以其阴弦故也"。第三条论胸痹的主症和脉象,"胸痹之病……寸口脉沉而迟,关上小紧数",上以候上,下以候下,寸脉候胸到头,关脉候心下至少腹,尺脉候少腹到腿,所以"阳(寸口)微"是上焦心阳亏虚,心主血脉功能失调,故瘀血停滞于脉管为害。"关上"候的就是"心下"("心下痞,按之濡,其脉关上浮者"也可同推仲景真意),"阴(关上)弦"指心下(胃气)虚弱,阴寒病位在脾胃,小紧即微弱而紧,本虚乃中焦脾胃之虚。

"阳气者,若天与日,失其所则折寿而不彰"。心脏能搏动不息,莫不以阳气为先决条件。"心者,生之本,神之变也,其华在面,其充在血脉,为阳中之太阳,通于夏气"。胸为阳,心居胸中,清阳之位,外应夏季,性属火,为阳中之阳。心的阳气旺盛,不仅能推动血液的运行,还能温煦人体,营养全身。"心为五脏六腑之大主",凡肺、肝之气机升降,脾胃之腐熟运化,肾阳之温煦蒸腾以及水液代谢等,均依赖于心阳的温化作用。心的生理特点决定了心阳虚在胸痹心痛发病中起着决定性的作用,心阳虚是胸痹心痛发病的内在因素。

《素问·经脉别论》:"饮入于胃,游溢精气,上输于脾,脾气散精,上归于肺,通调水道,下输膀胱,水精四布,五经并行。"胃气虚弱,心阳不足,肺朝百脉功能失司,人体气血津液代谢障碍,痰饮瘀血内生,流注脂膜间隙,日久入脉,壅塞沉积损伤心脉,从而导致胸痹的发生。经脉闭阻,血行不畅,痰浊、瘀血、寒凝、气滞阻痹胸中,是胸痹心痛发病之关键。《医门法律·中寒门》言:"以太过之阴乘不及之阳,即胸痹心痛。然总因阳虚,故阴得乘之"。胸痹心痛的基本病机为上焦阳气不足,心阳不振,以致阴邪上乘,痰浊、瘀血、寒凝、气滞互结,胸阳痹阻,不通则痛。国医大师裘沛然也认为肺气虚则气不帅血,心阳虚则不能温运血脉,寒邪凝滞阻遏营血,使得血脉壅滞。为此,第四、五条给出方药,"胸痹不得卧,心痛彻背者,瓜蒌薤白半夏汤主之","胸痹心中痞……胸满……人参汤亦主之"。然病患心阳不足,推动无力,《伤寒论》六十四条"……心下悸,欲得按者,桂枝甘草汤主之"。

赵青春教授深入研究《伤寒杂病论》,尊仲师"阳微阴弦"理论,条文前后互参,进一步挖掘出张仲景"保胃气"思想在胸痹心痛治疗上的体现,结合《内经》"胃络通心"理论,认识到胸痹的本虚在脾胃,并结合近现代名家论述及临床研究重新认识胸痹的病机,认为标实主要为痰浊瘀血。

## 三、辨证论治

### (一)气滞血瘀证

症状:心胸满闷,阵发隐痛,痛有定处,时欲太息,遇情志不遂时容易诱发或加重,或胁下胀闷,畅气则舒,苔薄或薄腻,脉弦细。

治法:疏肝理气,活血通络。

方药:四逆散合冠心Ⅱ号方加减。柴胡 12 g,白芍 12 g,枳壳 15 g,当归 15 g,茯苓 15 g,白术 12 g,薄荷 10 g,甘草 6 g。

气郁日久化热,心烦易怒,口干便秘,舌红苔黄,脉弦数者,加丹皮、栀子以清热;便秘严重者加当归芦荟丸以泻郁火。

### (二)心脾阳虚证

症状:心悬而痛,胸闷气短,面色㿠白,神倦怯寒,四肢欠温,舌质淡胖,苔白或腻,脉沉迟。

治法:温经通脉,活血化痰。

方药:温通汤加减。桂枝 15 g,干姜 10 g,黄芪 30 g,葛根 20 g,川芎 15 g,薤白 15 g,降香 10 g,石菖蒲 15 g,炙甘草 10 g。

阳虚甚者加炮附片 10 g(先煎)、细辛 3 g。

胸痛为主者加丹参 15 g、蒲黄 15 g、五灵脂 10 g,痛甚者加全蝎 6 g、蜈蚣 2 条;胸闷为主者加瓜蒌 20 g、薤白 15 g、半夏 10 g。

伴有寒凝血瘀标实症状者,适当兼顾。若肾阳虚衰,不能制水,水饮上凌心肺,症见水肿、喘促、心悸,用真武汤加黄芪、汉防己、猪苓、车前子温肾阳而化水饮。若阳虚欲脱厥逆者,用四逆加人参汤,温阳益气,回阳救逆。

### (三)气阴两虚证

症状:心胸隐痛或刺痛,时作时休,痛有定处,心烦口干,易汗出,舌红绛少津或有瘀点、瘀斑,苔薄白,脉细涩或结代。

治法:益气养阴,活血化瘀。

方药:生脉散(《内外伤寒辨惑论》)合冠心Ⅱ号方。太子参 30 g,麦冬 15 g,五味子 12 g,丹参 30 g,红花 12 g,赤芍 12 g,川芎 12 g、郁金 12 g、甘草 6 g。

兼有气滞血瘀者,可加元胡、郁金以行气活血;兼见痰浊之象者可合用茯苓、白术、白蔻仁以健脾化痰;兼见纳呆、失眠等心脾两虚者,可并用茯苓、茯神、远志、半夏曲健脾和胃,柏子仁、酸枣仁收敛心气,养心安神。

### (四)气虚血瘀证

症状:胸痛隐隐,时轻时重,遇劳则发,神疲乏力,气短懒言,心悸自汗,舌质淡暗,苔薄白,脉细弱或结代。

治法:益气活血。

方药:四君子汤(《太平惠民和剂局方》)合冠心Ⅱ号方加减。党参 20 g(太子参),白术 12 g,茯苓 15 g,丹参 30 g,川芎 12 g,赤芍 12 g,红花 12 g,降香 10 g,甘草 6 g。

### (五)痰瘀互结证

1. 化热症状:胸闷如窒而痛,痛有定处,心悸不宁,肢体沉重,形体肥胖,遇阴雨天而易发作或加重,伴有倦怠乏力,舌质淡暗,苔黄腻,脉弦滑。

治法:化痰活血。

方药:温胆汤(《三因极一病证方论》)合冠心Ⅱ号方加减。陈皮 12 g,半夏 10 g,茯苓 15 g,枳实(枳壳)10 g,竹茹 10 g,丹参 30 g,川芎 12 g、赤芍 10 g,红花 12 g、降香 12 g、甘草 6 g。

2. 偏寒主症:①胸部刺痛、绞痛、固定不移或痛引肩背或臂内侧;②胸闷如窒;③心悸不宁。

次症:①面色晦暗;②肢体困重;③体胖多痰。

舌象:①舌质紫暗或有瘀斑、瘀点,舌下络脉迂曲;②舌体胖大,边有齿痕;③苔白腻。

脉象:脉滑或细涩。

具有胸痛胸闷主症之一,其他症状具有两项及舌脉支持者,即可诊断。

治法:温通心脾,化痰祛瘀。

方药:通痹化浊汤加减。瓜蒌 15 g,薤白 15 g,法半夏 15 g,人参 12 g,甘草 6 g,炒白术 15 g,桂枝 10 g,当归 10 g,赤芍 12 g,茯苓 15 g,泽泻 15 g,川芎 12 g,干姜 6 g。

## ▶▶ 四、临证体会

### (一)善用温通,气畅血行

1. 谨守病机,阳微阴弦

《金匮要略·胸痹心痛短气病脉证治》篇首次提出"阳微阴弦","夫脉当取太过不及,阳微阴弦,即胸痹而痛,所以然者,责其极虚也。今阳虚知在上焦,所以胸痹、心痛者,以其阴弦故也"。本条通过脉象论述胸痹心痛病的基本病机,强调正虚是病之本,邪实为病之标。"阳微"与"阴弦"并见,正虚和邪实并存,才会发病。经方治疗冠心病心绞痛和心肌梗死的机理研究表明,心阳虚衰是冠心病心绞痛和急性心肌梗死的主要病理特征,本虚标实是冠心病心绞痛和急性心肌梗死的主要病机。胸痹心痛的基本病机为上焦阳气不足,心阳不振,以致阴邪上乘,痰浊、瘀血、寒凝、气滞互结,胸阳痹阻,不通则痛。

食痰饮共为一源,阴气不足,饮邪内生,痰浊为著者可见胸闷痛,体胖痰多,头晕多寐,身体困重,大便黏腻不爽,舌苔厚腻,脉滑;临证表现为闷、胖、呆、傻、沉、困、腻、滑;瘀血为著者可见固定性胸痛,面色紫暗,口唇暗红或紫暗,舌质紫暗或暗红,舌体有瘀点、瘀斑,舌下静脉紫暗,脉弦涩或结代;寒凝为著者可见卒然心痛如绞,感寒痛甚,面色苍白,形寒肢冷,苔薄白,脉沉紧;气滞为著者可见胸闷胀痛,多因情志不遂诱发,善太息,脘腹两胁胀闷,得嗳气或矢气则舒,舌紫或暗红,脉弦。

2. 治守法度,温通为先

胸痹心痛应首先辨别症状以"痛"为主,或以"闷"为主,若有痛的症状,一定存在不同程度的寒,若有闷的症状,一定存在不同程度的痰,故临证时必须善用温通法,温通药。

张仲景阳微阴弦理论对胸痹心痛病的病机概括,揭示了胸痹心痛病的本质,并为立法提供了依据。《金匮要略》中设立10方主治胸痹心痛,共用药23种,其中性温(热)的17种,占73.9%,具有温阳、通阳作用的干姜、附子、吴茱萸、桂枝、薤白、白酒等药的总使用频率达42.1%,可见仲景在治疗胸痹心痛时极其重视温通阳气,同时组创了通阳宣痹的瓜蒌薤白白酒汤、温理中阳的人参汤、强心温肾的薏苡附子散和温阳散寒的乌头赤石脂丸等经典方剂。现代医家对于运用温通法治疗胸痹心痛病亦有阐述。赵锡武老中医认为:通阳宣痹法是针对冠心病"阳微阴弦"基本病机而设的主治大法,通阳可以宣痹,宣痹亦可通阳,阳和宣布则阴血之痹自可逐渐消散,此系冠心病正治之法。任应秋教授认为:心的功能首先是主阳气,其次是主血脉。在罹患冠心病时,亦首先为阳气亏虚,其次才是血脉之损害。因此,任氏用"益气扶阳、养血和营、宣痹涤饮、通窍宁神"十六字诀来概括冠心病的治疗大法。李振华国医大师云:"临床上,心病患者多因心阳衰竭而致死亡,尤以冬季严寒、黎明阴盛之时属多……如治疗冠心病,既要重视活血以通脉,更要重视心阳的强弱,如心阳强盛,虽心脏血管狭窄,亦可促使心脏供血,不足致衰竭;如心阳衰弱,虽心脏血管狭窄不甚,亦可因心阳虚弱而致气虚血瘀且促使衰竭。因此在治疗冠心病时,主张在助心阳的基础上加理气活血之品,以使心脏血行通畅。"

从张仲景胸痹心痛病"阳微阴弦"理论分析,我们认为温通法是最能体现这一理论的治疗方法。温是针对阳微,通是针对阴弦,作为总的治法,温通法包含了针对总病机在内的各个环节,可以全面地概括各种具体的针对胸痹心痛病不同阶段主要矛盾的治法,在补虚方面包括心肾同温和温阳健脾,在祛邪方面包括通阳化痰、活血化瘀、温阳散寒、调畅气机。在温和通两个方面的治疗中,温补阳气和通利血脉都是至关重要的。《医门法律·中寒门》曰:"胸痹有微甚不同,微者但通其上焦不足之阳,甚者必驱其下焦厥逆之阴。"

临证治疗应以扶正祛邪为原则,重在辨清标本缓急,根据病情而有所侧重。标实者当以"通"为主,本虚者当以"补"为要;本虚标实俱见者,又当通补兼施。"缓则治其本",胸痹心痛病的本虚乃心、脾、肾阳气亏虚,故通常治以温阳益气,阳气复,则寒去、痰化、血行,而络自通。"急则治其标",胸痹心痛病发作时的标实,应抓住寒、痰、瘀,给予散寒、化痰、祛瘀,寒邪、痰浊、瘀血得去,则阳气得以舒展。同时还应注重整体调节,补虚勿忘邪实,祛邪勿忘本虚;补中寓通,通中寓补,通补兼顾。

3.忌守胶注,通活达变

针对胸痹心痛病"阳微阴弦"的基本病机,经过长期临床探索观察,赵青春教授制定了治疗胸痹心痛病的基本方温通汤。药物组成:桂枝 15 g、干姜 10 g、黄芪 30 g、葛根 20 g、川芎 15 g、薤白 15 g、降香 10 g、石菖蒲 15 g、炙甘草 10 g。水煎服,每日 1 剂。气阴虚者加潞参 20 g、麦冬 20 g、五味子 10 g;阳虚甚者加附片 10 g(先煎)、细辛 3 g;胸痛为主者加丹参 15 g、蒲黄 15 g、五灵脂 10 g,痛甚者加全虫 6 g、蜈蚣 2 条;胸闷为主者加瓜蒌 20 g、薤白 15 g、半夏 10 g;肝气郁滞者加醋柴胡 15 g、枳壳 10 g。

温通汤中桂枝味辛、甘,性温,入心、膀胱、肺经,功能为发汗解肌、温经通脉、助阳化气,主治胸痹、痰饮、风寒表证等症,干姜味辛,性热,归心、肺、脾、胃经,功能为温中回阳、温肺化痰,主治亡阳虚脱、脾胃虚寒、脘腹冷痛、呕吐泄泻等症,两药辛行温通,重用共为君药,共奏温心阳、通血脉之功;黄芪微温,味甘,归脾、肺经,具有温中、通阳、补气的作用,为臣药,补益宗气,助心行血,且桂枝得黄芪益气而振奋卫阳,血脉通利,黄芪得桂枝补气而不伤正;薤白味辛性微温,归心、脾、胃经,具有理气宽胸、通阳散结的作用,川芎味辛性温,归肝、胆、心包经,既能活血,又能行气,为血中气药,还可祛风散邪止痛,葛根味甘、辛,性平,具有活血、化瘀、通络之功,降香味辛,性温,具有行气活血、止痛、止血的功效,在方中共为佐药,且葛根、降香一升一降,薤白、川芎一出一入,升降出入具备,气血无所不达,与君药臣药联合发挥温心阳、通血脉作用,石菖蒲芳香走窜、开窍醒神、化湿豁痰亦为佐药;炙甘草调和诸药为使。诸药相配,补中寓通,升降同调,共奏温经益气通脉、活血化痰通络之效。

赵青春教授在临床中发现,胸痹心痛的病机是心阳受损、阴乘阳位,辨证施治的同时加用温阳或通阳的药物,可起到增效的作用;凡患者有阳虚的临床症状,必须用温阳或通阳的药物。赵青春教授临证还十分重视舌诊,舌淡胖或胖嫩,舌边有齿痕,淡紫或紫暗,舌苔白腻、白滑、厚浊,或灰黑而润,定用温阳或通阳的药物;临床遇黄腻苔,非尽属热,在清化湿热的同时加用少量温阳药温阳化浊,可加速黄腻苔的消退。心肾阳气的关系也应予重视,在温心阳的同时注意温肾阳,临床上多合用参附汤、右归饮。总之,应依据患者具体情况灵活辨证,精准施治,高度重视患者的个体差异即患者病因病机的特殊性,以进一步提高临床疗效。

另外,阴虚火旺证见舌体瘦小、舌红绛乏津或舌黄焦干者要慎用温阳药。

温通法的运用体会:

(1)胸痹心痛的病机是心阳受损,阴乘阳位,临床上在辨证施治的同时,要尽量加用温阳或通阳的药物,可起到增效的作用。

(2)只要患者有阳虚的临床症状,必须用温阳或通阳的药物。

(3)要重视舌诊,舌淡胖或胖嫩,舌边有齿痕,淡紫或紫暗,舌苔白腻、白滑、厚浊,或灰黑而润,一定要用温阳或通阳的药物。

(4)临床遇黄腻苔,非尽属热,在清化湿热的同时,加用少量温阳药,温阳化浊,可加速黄腻苔的消退。

（5）"少火生气"在气阴两虚或阴虚火不太旺时，在养阴的同时可加少量温阳药。即《景岳全书·补略》中"善补阳者，必于阴中求阳，则阳得阴助而生化无穷；善补阴者，必于阳中求阴，则阴得阳升而泉源不竭"。

（6）要注意心肾阳气的关系，在温心阳的同时，注意温肾阳。临床上多合用参附汤、右归饮。

（7）下列情况要慎用温阳药：阴虚火旺证，舌体瘦小，舌红绛少泽，舌黄焦干。

### （二）巧用风药，清泻透散

风药之名，来源于金代张元素的《医学启源》，张元素将防风、羌活、柴胡、葛根、威灵仙、细辛、独活、升麻、藁本、川芎、天麻、麻黄、荆芥、蔓荆子、薄荷、白芷、前胡、桔梗、秦艽、鼠黏子等20味药物归入"风升生"一类中。弟子李东垣传承其思想，明确提出"风药"这一名称。清代徐大椿提出："凡药之质轻而气盛者，皆属风药"（《神农本草经百种录》）。后世医家不断补充有关风药的内容，现多将功能祛除、疏散外风，或平熄内风，或能搜剔内、外风，归肺膀胱经，用于治疗内外风病的药物归于风药的范畴。

赵青春教授治疗冠心病遣方用药时常配合以风药。其用意是利用风药之升、散、行、动多种特性，从其药性出发，在方中发挥其发散外邪、辛温通阳、开郁畅气、通行血脉的功效而达到活血化瘀之目的或者协同增加活血化瘀作用的。常选用的风药有防风、荆芥、桂枝、川芎、柴胡、天麻、钩藤、葛根、薄荷、秦艽、威灵仙等。

### （三）运用藤药，因势利导

清代医家叶天士认为疾病的发生，"初为气结在经，久则血伤入络"，"百日久恙，血络必伤"，从而提出"久病入络"的观点。此观点也可以理解为"久病入血"。处方中常酌情配伍藤类药物内通经络，外达肢节，以助通络之力，攻邪而不伤正。《本草便读》中认为："凡藤蔓之属，皆可通经入络，盖藤者缠绕蔓延，犹如网络，纵横交错，无所不至，其形如络脉。"故"蔓藤舒筋脉，枝条达四肢"（《本草汇言》）。可用于治疗各种气血不畅的疾病。

常用的藤类药物有鸡血藤、络石藤、钩藤、夜交藤、海风藤等。其中鸡血藤可以"去瘀血，生新血"，行血补血，舒筋活络，无论血瘀、血虚或血虚兼有血瘀之证，皆可应用，具有"血分之圣药"之称。夜交藤"补中气，行经络，通血脉，治劳伤"（《本草再新》）。对于由于气血亏虚之血瘀诸症，常两药配伍使用以益气养血，活血通脉。

### （四）执中致和、顾护胃气；重视气机、舒达肝脏

赵青春教授治胸痹时方多见四逆散、四君子汤、香附、郁金、旋覆花属。

《黄帝内经》："凡治消瘅、仆击、偏枯、痿厥、气满发逆，肥贵人，则高梁之疾也。隔塞闭绝，上下不通，则暴忧之疾也"。

肥甘厚味，辛辣刺激，时人所爱，伤脾害胃。此类食物入胃难以化生气血津液，反生

痰饮水湿,瘀堵中焦,日久生湿化热,消渴、突然摔倒、半身不遂、萎废不用、昏不知人、胸满喘息这些病因此而生。

现代人工作生活压力巨大,情绪不稳,时而暴躁易怒,时而忧愁思虑,气机紊乱,升降失常,肝难左升肺不右降,脾不升清胃失降浊,则胸满饮食不进、二便不畅,上下不通。

有形气机郁滞者,痰浊瘀血食毒,责之于何? 脾胃也! 无形气机郁滞者,责之于何? 肺肝也!

四君子汤出自《太平惠民和剂局方》卷三:"荣卫气虚,脏腑怯弱,心腹胀满,全不思食,肠鸣泄泻,呕哕吐逆,大宜服之"。《医方集解》:"人参甘温,大补元气为君。白术苦温,燥脾补气为臣。茯苓甘淡,渗湿泄热为佐。甘草甘平,和中益土为使也。气足脾运,饮食倍进,则余脏受萌,而色泽身强矣"。该方从《伤寒论》"理中丸"演变,去燥烈干姜,加平和茯苓,不热不躁,合君子"执中致和"之意。健运脾胃,祛除痰饮水湿之源。

赵青春教授认为疾病发生之理,是基于阴阳而归结到气血。气血之于形体,无处不到,病不论在脏腑、经络、皮肉、筋骨,皆不离气血。正如《素问·调经论》谓:"人之所有者,血与气耳。"说明了气血的重要性。气属阳而血属阴,气血是阴阳的物质基础,气血不和,即是阴阳不平而有偏胜,故《素问·调经论》谓"血气不和,百病乃变化而生。"调理人身之气血,以期阴平阳秘,从而为机体抗病、修复提供条件和能力,是治病疗疾的基础和手段。肝为气血调控之枢机,肝为刚脏,以血为体,以气为用,体阴而用阳。肝为藏血之脏,血属阴,故肝体为阴;肝主疏泄,性喜条达,内寄相火,主升主动,故肝用为阳。故而,临床上对于肝病的治疗,正如《类证治裁》所言"用药不宜刚而宜柔,不宜伐而宜和",总归以和解为法。四逆散配伍严谨,方中柴胡升发肝气,舒畅气机,《神农本草经》谓柴胡具有"推陈致新"之作用,能顺肝之性,行肝之用,可久服;枳实降胃气、降浊气,浊气得降,清气自升;白芍养阴柔肝;甘草健脾胃,调和药性。四药配伍,升降相配,补敛相合,养肝之体,顺肝之用,共奏调畅气机之作用。加香附、郁金散无形气郁。

《神农本草经》云:"旋覆花味咸,温,主治结气,胁下满,惊悸,除水,去五脏间寒热,补中下气"。《金匮要略》:"肝着,其人常欲蹈其胸上……旋覆花汤主之"。故旋覆花为胸满结痛要药。

《中庸》:"喜怒哀乐之未发,谓之中;发而皆中节,谓之和。中也者,天下之大本也;和也者,天下之达道也。致中和,天地位焉,万物育焉"。中焦是人体气机水火升降之枢机。百病当治其中。

胸痹心痛为临床常见多发病,中医治疗该病经验已累计二千余年,赵青春教授博古通今,并经过长期的临床实践,总结出独特的辨证经验,验之临床,确有奇效。

## ▶▶ 五、典型医案

**医案一**

杨某,男,65岁,2013年12月9日初诊。

主诉:胸痛10年余,加重3d。

简要病史:10 余年来频繁发作胸痛、胸闷,劳累后易发作,痛剧时汗出。2013 年 10 月 11 日冠状动脉双源 CT 提示:前降支狭窄 85%,第一对角支狭窄 80%,建议植入支架治疗,患者拒绝。3d 前因受凉病情加重,出现阵发性胸痛、胸闷,每日发作 3~4 次,最长持续时间可达 10 min,含化速效救心丸可渐缓解,伴气短乏力,肩背沉重,背微恶寒,脘痞嗳气,纳谷欠馨,大便溏,日行 2 次,舌淡紫、苔白浊腻,脉细滑。心电图示:窦性心律,$V_1$~$V_5$ 导联 ST 段压低≥0.2 mV。

辨病诊断:胸痹心痛。

辨证诊断:胸阳不振、痰瘀痹阻、心脉不畅。

治法:温阳益气,活血化痰。

方药:黄芪 30 g,桂枝 15 g,干姜 12 g,补骨脂 10 g,法半夏 10 g,降香 10 g,薤白 15 g,川芎 15 g,葛根 20 g,丹参 15 g,石菖蒲 15 g,炙甘草 10 g,大枣 3 枚。7 剂,每日 1 剂,水煎分早晚两次温服。

2013 年 12 月 16 日二诊:服药后胸痛、胸闷发作次数明显减少,每日发作 1 或 2 次,疼痛程度较前减轻,脘痞嗳气减轻,饮食稍有增加,但大便仍溏,舌淡紫、苔白浊腻,脉细滑。初诊方加麸炒白术 12 g,茯苓 12 g。7 剂,每日 1 剂,水煎分早晚两次温服。

2013 年 12 月 25 日三诊:病情好转,胸痛胸闷已不明显,仅快步行走时偶有发作,饮食基本正常,食后胃中微感饱胀,大便成形,舌苔浊腻明显减轻,脉细滑。以二诊方去丹参,加枳壳 10 g、厚朴 10 g。7 剂,每日 1 剂,水煎分早晚两次温服。

2014 年 1 月 3 日四诊:胸痛、胸闷未发作,饮食正常,食后胃中饱胀感消失,大便成形,舌淡暗、苔薄黄腻,脉细滑。以三诊方去干姜、补骨脂,加黄连 3 g。7 剂,每日 1 剂,水煎分早晚两次温服。

2014 年 1 月 10 日五诊:胸痛、胸闷无发作,能够散步及太极拳锻炼,舌淡暗、苔薄白,脉细。复查心电图示:窦性心律,$V_1$~$V_5$ 导联 ST 段压低≥0.1 mV。以四诊方去黄连,加五味子 6 g、山萸肉 15 g。7 剂,每日 1 剂,水煎分早晚两次温服。后守上方治疗 2 月余,胸痛、胸闷未发作,行动如常。

按语:患者为老年男性,平素吸烟且嗜食厚味,脾胃运化失司,瘀血、水湿及痰浊内生,诸邪互扰,阻遏阳气,阳气受损,进而阳虚阴盛,阴寒内结,经脉凝滞,结塞不通,终成心阳痹阻、沉寒痼冷、血瘀湿停之证。治疗以温通心阳,活血利湿为法。方中以桂枝、干姜温中散寒,通络除痹;黄芪、炙甘草、大枣补气助阳;石菖蒲、半夏、薤白豁痰散结;降香、川芎、丹参活血化瘀;葛根升阳活血;补骨脂温肾补阳。诸药合用,共奏温通心阳、化瘀祛湿之功。二诊时患者胸痛胸闷已经减轻,仍脘痞嗳气及便溏,故加麸炒白术、茯苓以温健脾胃。三诊时患者胸痛胸闷已有改善,加枳壳、厚朴以调畅气机。四诊时患者诸症已基本缓解,苔薄黄腻提示温热稍过,故去干姜、补骨脂,佐加黄连以清热纠弊。五诊时宗阴阳互根互生之意,加五味子、山萸肉以补益心肾,调和阴阳,终收佳效。

**医案二**

赵某,男,56 岁,2019 年 9 月 11 日初诊。

主诉:发作性胸痛、胸闷 3 年,加重 2h。

简要病史:3 年前患者受凉后自觉左胸痛闷不适,持续 2 ~ 3 min 自行好转,曾在我院住院治疗,诊断为"冠心病",经治好转,长期服用"拜阿司匹林、阿托伐他汀钙"等药,上症偶发。近日入秋转凉,患者上症频发,每日大于 10 次,2h 前再次发作胸痛胸闷,为求系统治疗,至我科就诊,门诊以"冠心病"收住我科。刻下见:神志清,精神差,形体偏胖,步入病房,面色口唇发暗,主动体位,语声如常。发作性左胸痛闷不适,发病来,纳差,进食后胃脘胀满不适,眠可,小便可,大便不成形。双下肢不肿。平素怕冷喜暖,口粘,渴喜热饮,无异常汗出。舌体胖,舌质暗红,苔厚腻,脉沉滑。既往"高血压病"4 年,发现"2 型糖尿病"2 年,"痛风"病史 5 年。"慢性胃炎"病史 5 年,"腔隙性脑梗塞"病史 2 月;吸烟史 40 余年,每日 10 余支;饮酒史 40 余年,每周约 500 mL。2019 年 9 月 11 日行冠状动脉造影术,造影结果显示:回旋支近端 360 度成角,中段起始部与 OM 起始部见重度狭窄,狭窄程度约 75%。术中诊断回旋支成角病变,建议行支架成形术。经 YF 阀引入 SIONBIUE 导丝,导丝通过狭窄困难,引入球囊支撑,球囊通过回旋支近端困难,终止支架植入术。

辨病诊断:胸痹。

辨证诊断:痰瘀互结。

治法:化痰祛瘀,通闭散结。

方药:瓜蒌薤白半夏汤、人参汤、桂枝甘草汤、当归芍药散加减。瓜蒌 15 g,薤白 15 g,法半夏 15 g,人参 12 g,甘草 6 g,炒白术 15 g,桂枝 10 g,当归 10 g,赤芍 12 g,茯苓 15 g,泽泻 15 g,川芎 12 g,干姜 6 g,3 付,水煎服,日 1 剂,取汁 600 mL,分早、中、晚三次饭后温服。

2019 年 9 月 15 日二诊:患者诉每日无明显诱因约发作 10 余次左胸闷痛,持续数分钟。刻下:神志清,精神一般,纳差、进食后胃脘胀满不适减轻,眠可,小便可,大便不成形。怕冷喜暖,口粘,渴喜热饮,无异常汗出。舌脉同前。方证相应,然病重药轻,上方瓜蒌 20 g,薤白 20 g,桂枝 15 g,加强通阳散结温经通脉之力,干姜 10 g 暖脾散寒。3 剂。用法同上。

2019 年 9 月 18 日三诊:患者左胸闷痛每日发作 1 ~ 2 次或不发,程度减轻,时间缩短。刻下:神志清,精神可,纳差、进食后胃脘胀满不显,眠可,小便可,大便改善。怕冷喜暖,口黏减轻,渴喜温饮,无异常汗出。舌体胖,边有齿痕减轻,舌质暗红,苔厚腻减轻,脉沉滑。治疗有效,守方不变。3 剂。用法同上。

2019 年 9 月 21 日四诊:患者神志清,精神一般,诉近日胸痛发作次数减少,每日少于 5 次,今晨 4 时余自觉左胸隐痛,3 ~ 5 min 后自行缓解。刻下:神志清,精神一般,纳差、进食后胃脘胀满不适明显减轻,眠可,小便可,大便改善。怕冷喜暖,口黏,渴喜热饮,无异常汗出。舌体胖,边有齿痕,舌质暗红,苔厚腻,脉沉滑。患者胸痛仍频发,夜间明显,中医角度考虑阳气不足,寒邪侵于心络,上方中药桂枝 20 g 温心阳通心脉,茯苓 20 g,白术

20 g,益气健脾化痰祛湿以去生痰之源,余同前继用,3 剂。用法同上。

2019 年 9 月 25 日五诊:患者偶有左胸隐痛发作,程度减轻。刻下:神志清,精神可,纳眠正常,小便可,大便改善。怕冷喜暖,口粘减轻,渴喜温饮,无异常汗出。舌体胖、边有齿痕明显减轻,舌质暗红,苔厚腻减轻,脉沉滑。治疗有效,带药 7 付出院。

按语:脾胃关系紧密。脾胃与心,经脉相通,《灵枢·经脉》"脾足太阴之脉,其支者,复从胃,别上膈,注心中",《素问·平人气象论》"胃之大络,名曰虚里,贯膈络肺,出于左乳下,其动应衣,脉宗气也",脾胃与心,脏腑相连。气化相关,脾胃主受纳,乃多气多血之腑,为气血生化之源,心脉气血之盈亏,实有脾之盛衰决定。最后二者母子相依,脾气虚弱,子盗母气则病及心。饮食失节、思虑劳倦致使脾胃内伤,宗气生成匮乏,心脉为之不利,血压淤滞于心脉,故胸闷痛。治以健脾除湿,化痰通络除瘀。

患者男性,56 岁,以"发作性胸痛、胸闷 3 年,加重 2 h"为主症,中医辨病为"胸痹"。患者体胖,素喜肥美之物,久嗜膏粱厚味,体质属"痰湿质"。起因吸烟嗜酒,饮食不节,伤脾害胃,加之年过半百,脾胃虚弱,日久子盗母气,心阳受损,心脾阳虚,心主血脉失司,瘀血内停,脾虚失于健运,气血津液运化功能下降,痰浊内生,痰饮瘀血内结,流注脂膜间隙,日久入脉,壅塞沉积损伤心脉,阻滞脉络,不通则痛,因此导致胸痛胸闷;脾胃运化失常故纳差、进食后胃脘胀满不适;中焦虚寒故喜热饮,平素怕暖喜冷;瘀血阻络,故口唇发暗,舌质暗红;痰浊内蕴熏蒸脾胃因此苔腻,痰瘀互结鼓动脉道,则脉道滑利,又因心脾不足无力鼓动故脉沉,结合伴随症状及舌、脉之象辨证为痰瘀互结之证。总之本病病在心、脉,本源在脾胃,本虚标实。治以温通心脾阳气,通痹化痰祛瘀。方以瓜蒌薤白半夏汤、人参汤、桂枝甘草汤、当归芍药散加减。初治病重药轻,未能收桴鼓之效,温通之力加大后逐渐收效,由此可见药量把握极为重要,发作期尤需加重通痹温阳化痰之力,缓解期更需顾护脾胃,执中致和,缓收佳效。扶正祛邪,重在辩清标本缓急,标实以通为主,缓解以补为主。胸痹类病,不厌久治。此案标本兼顾,方正合拍,故虽经波折,终收佳效。

## ▶▶ 参考文献

[1]王洪图.内经讲义[M].北京:人民卫生出版社,2002.

[2]喻昌.医门法律[M].史欣德,整理.北京:人民卫生出版社,2006.

[3]李泽恩.经方治疗冠心病心绞痛和心肌梗塞的机理[J].中医杂志,2006,47(8):635.

[4]李柳骥,严季澜.试论扶阳在心绞痛治疗中的地位及含义[J].中华中医药杂志,2009,24(7):840-842.

[5]朱邦贤.赵锡武冠心病证治六法举要[J].上海中医药杂志,1998,32(6):16-19.

[6]史宇广,单书健.当代名医临证精华:冠心病专辑[M].北京:中医古籍出版社,1988:49.

[7]丁书文,李晓.治疗冠心病的常法与变法[J].中医杂志,2004,45(6):464.

# 眩 晕

## ▶▶ 一、疾病概述

眩晕是以患者自觉头晕眼花为主症的一种疾病。"眩",《说文解字》:"目无常主也。"《释名·释疾病》:"眩,悬也,目视动乱如悬物,遥遥然不定也。""眩"即目眩,是指眼花或眼前发黑,"晕"即是头晕,感觉自身或外界景物旋转。二者常同时出现,故统称为眩晕。轻者闭目即止,重者如坐舟车,旋转不定,不能站立,或伴有恶心、呕吐、汗出、耳鸣、听力减退、四肢酸软无力,甚则扑倒等症状。

眩晕是临床上的常见症状,可见于西医的多种疾病。西医学中的梅尼埃病、良性阵发性位置性眩晕、原发性高血压、脑动脉硬化症、高脂血症、脑血管意外后遗症、脑震荡后遗症、颈源性眩晕、贫血、低血压等以眩晕为主诉者,均可用本篇所述的辨证论治方法进行治疗。

## ▶▶ 二、病因病机

眩晕的病因复杂,外感、内伤、外伤等皆可引发头晕。早在宋代严用和《重订严氏济生方·眩晕门》载"所谓眩晕者,眼花屋转,起则眩倒是也,由此观之,六淫外感,七情内伤,皆能导致。"第一次提出六淫、七情所伤致眩说,强调了眩晕致病因素的多样性。赵青春教授亦认为眩晕的病因较为复杂,内伤包括情志失调、年老体虚、饮食失节、久病劳倦,感受外邪主要与(风、寒、热、湿、燥等诸邪)等因素有关,外伤责之跌仆坠损,或体位不当,劳损过度,风、火、痰、瘀、虚等导致风眩内动、清窍不宁或清阳不升,髓海脑窍失养而发为眩晕。

眩晕的病机主要与风、火、痰、瘀、虚有关。经过数千年的临床实践,中医学在本病上积累了丰富的理论和治疗经验。刘完素在《素问玄机原病式·五运主病》指出:"所谓风气甚,而头目眩晕者,由风木旺,必是金衰不能制木,而木复生火,风火皆属阳,多为兼化,阳主乎动,两动相搏,则为之旋转。"主张眩晕当从风火立论。朱丹溪在《丹溪心法·头眩》记载:"无痰则不作眩,痰因火动,又有湿痰者,有火痰者。湿痰者,多用二陈汤;火者,加酒芩,挟气虚者,相火也,治痰为先,挟气药降火,如东垣半夏白术天麻汤之类",强调"无痰则不作眩",认为"痰"既是病理产物,也是病因,提出"痰之为物,随气升降,无处不到"，痰随气机流转到达全身，停留之处皆可为病，提出了痰水致眩学说，当"治痰为先"。明代虞抟《医学正传·眩运》曰："外有因坠损而眩运者，心中有死血迷闭心窍而然，是宜行血清经，以散其瘀结。"提出"血瘀致眩"之论，认为多种因素导致血瘀不行，瘀血停聚胸中，迷闭心窍，火郁成邪，发为眩晕。治疗上行血清经，散其瘀结，则眩晕可愈，被认为是中医对眩晕认识的里程碑。《灵枢·卫气》："上虚则眩。"《景岳全书·眩运》篇中指出："眩运一证，虚者居其八九，而兼火兼痰者，不过十中一二耳。"强调"无虚不能作眩"，治疗上当以治虚为主。赵青春教授继承历代医家的学术思想和治疗经验，认为眩晕的病机主要与风、火、痰、瘀、虚有关，在临床上，上述因素常常相互影响，兼夹为病。

## ▶▶ 三、辨证论治

眩晕首先要辨相关脏腑，再辨标本虚实，还要辨轻重缓急，治疗原则是补虚泻实，调整阴阳。赵青春教授认为眩晕与肝、脾、肾三脏密切相关，病理性质有虚实之分。眩晕在急性发作时以本虚标实多见，以肝阳上亢、风火上扰、痰热、痰浊、血瘀等"标实"较为突出，治疗宜重视肝脾肾，重点在脾胃，强调风火痰瘀，关键在痰湿，自创化瘀清眩汤来进行治疗。慢性眩晕常反复发作，病情时轻时重，病程较长，或因实致虚，或虚中夹实，缠绵难愈，应坚持治疗。

## ▶▶ 四、临证体会

赵青春教授在继承历代医家的学术思想和治疗经验的基础上，结合多年来治疗眩晕的临床实践，自身的临证体会总结如下：

### （一）眩晕与肝、脾、肾三脏密切相关，病理性质有虚实之分

赵青春教授认为眩晕与肝、脾、肾三脏密切相关。《素问·至真要大论》云："诸风掉眩，皆属于肝"。肝为刚脏，易于化火生风；脾为后天之本，亦为生痰之源。肾为水脏，能涵养肝木，生髓充脑。邪实包括风、火、痰、瘀、阳亢等，上蒙清窍，清窍不利而出现眩晕；虚者责之脾和肾，脾胃亏虚，则气血生化乏源，气血俱虚，或者肝肾亏虚，血虚精亏，髓海不足，脑窍失养导致眩晕。赵青春教授在临床上发现，眩晕常兼夹为病，虚实夹杂较为多见，如气虚血瘀、阴虚阳亢、阴虚火旺、阴虚血瘀、肝郁脾虚、气虚痰滞等。

### （二）眩晕在急性发作时以本虚标实多见

以肝阳上亢、风火上扰、痰热、痰浊、血瘀等"标实"较为突出，治疗宜重视肝脾肾，重点在脾胃，强调风火痰瘀，关键在痰湿。

赵青春教授在长期的临床工作中发现，眩晕在急性发作时以本虚标实多见，虽然有本虚的见症，但常以肝阳上亢、风火上扰、痰热、痰浊、血瘀等"标实"较为突出。故临床运

用自创化瘀清眩汤(组成:天麻15 g,钩藤20 g,石决明20 g,制首乌15 g,黄精20 g,葛根20 g,川芎10 g,水蛭3 g,菖蒲10 g,炒白术15 g,泽泻18 g,怀牛膝15 g)加减治疗眩晕,每获良效。眩晕的病机总关肝、脾、肾,病理因素不离风、火、痰、瘀,临床上常兼夹为病,且虚实夹杂较多,尤以虚中夹实为多见。急性者多实,慢性者多虚,发作时多出现本虚标实。实者如风痰瘀,或肝郁化火上扰等;虚者如肝肾亏虚,或气血俱虚等。故治疗宜重视肝脾肾,重点在脾胃;强调风火痰瘀,关键在痰湿。古人认为:脾胃乃生痰之源;肝为刚脏,易于化火生风;肾为水脏,能够涵养肝木并能生髓充脑。脾胃健则痰无所生,肝气疏、肾水足则风火无以化。本病应以健脾胃、化痰湿、补肾水、平肝气为根本治法。故宗《内经》、仲景、丹溪之论,创制有效验方化瘀清眩汤。方中天麻、钩藤、石决明平肝潜阳熄风;制首乌、怀牛膝、黄精补益肾精,固护肾气,使髓海充沛;泽泻、炒白术、菖蒲健脾和胃,化痰利湿,杜绝生痰之源;川芎、水蛭、葛根活血化瘀,通窍活络。诸药合用,标本兼顾,切中眩晕病机,故能较快缓解眩晕症状,防止眩晕复发,控制病情进一步发展。

### (三)治疗眩晕常选用祛风药

赵青春教授在临床上治疗在眩晕,常选用祛风药,因"高巅之上,唯风可到"。风药具轻扬升散之性,既能疏散风邪,条畅血脉,又能引导活血化瘀药上行发挥作用。现代药理研究亦证实:祛风解表药多含有挥发油和其他扩血管物质,能扩张脑血管,调整脑血循环;扩张冠状动脉,改善心肌供血;扩张外周血管,改善微循环。镇肝熄风药也有扩张心脑血管,活跃微循环,增加血流灌注,改善血液流态等作用。因"无风不作眩",在临床上运用祛风药治疗眩晕,在选用平肝熄风药的同时,根据辨证再选用1~2种祛风解表药,虽然味少量轻,却寓意深刻。一则升阳达巅,引药入脑,因头为诸阳之会,居于高巅,而风药辛宣,用之可疏通经脉,使清阳之气贯注于脑以壮髓海;二则阳升气旺,气帅血行,气能升津,脑气充盛则气化畅利,振奋人体气机功能,促进血流畅达,使瘀滞消散。

### (四)对于兼有外邪的颈源性眩晕,常以葛根汤加减进行治疗

一般《中医内科学》教材多论述内伤导致的眩晕,往往忽略外感因素所导致的眩晕。赵青春教授常用葛根汤为基本方加减治疗兼有外邪的颈源性眩晕。方药组成:葛根30 g,炙麻黄10 g,桂枝15 g,赤白芍各10 g,威灵仙10 g,防风10 g,炙甘草6 g,生姜5片,红枣10 g。随症加减:偏寒者加干姜10 g,细辛3 g;偏湿者加茯苓12 g,苍术10 g;头痛甚者加藁本、川芎各10 g;麻木者加木瓜、桑枝各10 g;气虚者加黄芪30 g,党参20 g;血虚者加生地、熟地各10 g。赵青春教授曾使用葛根汤加味治疗颈椎病120例,总有效率为93.3%。颈椎病多因颈部软组织损伤或颈椎间盘发生退行性变及其继发性病理改变,累及周围组织结构,如神经根、脊髓、椎动脉、交感神经等,从而出现相应的临床症状和体征。本病属中医学"痹证"范畴,风、寒、湿、痰痹阻筋脉及经络瘀滞是其主要的病因病机。治疗宜祛邪治标为主,兼以扶正固本。葛根汤乃仲景名方,具有疏散外邪、滋养津液、舒缓筋脉之功,加用赤芍以活血散瘀,威灵仙、防风以助祛风除湿。诸药合用,使气血调

和,筋脉得充,通则不痛。

### (五)慢性眩晕常反复发作,病程较长,应坚持治疗

赵青春教授认为慢性眩晕常反复发作,病程较长,病因病机比较复杂,多互相影响、转化。如脾胃虚弱,气血生化之源,气血亏虚,本属虚证,但"脾为生痰之源",脾胃虚弱,运化失常,从而聚积湿气,痰浊中阻。气为血帅,血液的正常运行,有赖于气的正常推动,若气虚无力行血,则血行缓慢,停留而瘀,或久病入络致瘀,使临床常形成虚实夹杂之复杂证候,加之患者体质非一朝一夕可以改变,眩晕常反复发作,不易痊愈,不要急于求成,须持之以恒,医患配合,久久为功。

### (六)上工治未病,警惕眩晕为中风先兆

早在《医学正传·眩运》就记载了"眩运者,中风之渐也",清代李用粹《证治汇外·卷一·中风》所说:"平人手指麻木,不时眩晕,乃中风先兆,须预防之。"认识到眩晕与中风之间有一定的内在联系,认为眩晕是中风之先兆。赵青春教授亦认为经常出现眩晕的中老年患者,多有罹患中风的可能,常称之为"中风先兆",中风具有高死亡率、高复发率、高致残率的特点。临床上对于频繁发作的眩晕,应见微知著,上工治未病,积极治疗,谨慎防范病情加重或产生其他变证。

## ▶▶ 五、典型医案

### 医案一

李某,女,48岁,2010年8月18日初诊。

主诉:突发头晕目眩,恶心呕吐6h。

症见耳鸣如蝉,面色苍白,两目紧闭,不能站立,胸闷,全身软弱无力,舌质暗红,苔白厚腻,脉沉弦细。平素腰膝酸痛,嗜食辛辣肥腻之品。BP 130/76 mmHg,查经颅多普勒及头颅CT未见明显异常。

辨病诊断:眩晕。

辨证诊断:痰湿中阻,肝肾不足。

治法:健脾祛痰,补肾活血。

方药:化瘀清眩汤加减。天麻15 g,钩藤15 g,制首乌15 g,黄精15 g,石菖蒲15 g,川芎15 g,怀牛膝15 g,葛根15 g,泽泻20 g,白术15 g,甘草9 g,生姜3片,大枣4枚。3剂,每日1剂,水煎分服,并嘱忌辛辣肥腻及甜食。

2010年8月23日二诊:服上药后头晕恶心顿减,胸闷亦除,胃口渐开,但仍耳鸣,舌质暗红,苔微黄,脉沉弦细。

上方减泽泻为15 g,继服7剂,病获痊愈。

按语:本案眩晕患者苔白厚腻,脉沉弦细,平素嗜食辛辣肥腻之品,腰膝酸痛,辨证为痰湿中阻,肝肾不足。患者突发头晕,遵"急则治其标"之旨,治以健脾祛痰,补肾活血为

主,故用天麻、钩藤平肝潜阳熄风;泽泻、白术、石菖蒲健脾和胃,化痰利湿,杜绝生痰之源,生姜、大枣调和脾胃;制首乌、怀牛膝、黄精补益肾精,固护肾气,使髓海充沛;川芎、葛根活血化瘀,通窍活络;甘草调和诸药。二诊症状减轻,故减泽泻用量。本案辨证准确,论治有法,故能迅速缓解眩晕症状。

**医案二**

王某,女,49岁,2011年9月7日初诊。

主诉:失眠、多梦10余年,头晕、头懵半个月。

10余年来失眠、多梦,每日睡眠3~4 h,白天头晕、乏力,近半月来头晕加重,伴头懵,急躁易怒,舌质红,少苔,脉弦。BP 140/100 mmHg。

辨病诊断:眩晕

辨证诊断:肝阳上亢,痰热扰神。

治法:养阴平肝,清热安神。

方药:化瘀清眩汤加减。天麻15 g,钩藤15 g,制首乌15 g,黄精15 g,菊花15 g,炒枣仁20 g,醋柴胡10 g,白芍20 g,炒枳壳10 g,怀牛膝15 g,枸杞子15 g,竹茹10 g,甘草6 g。5剂,每日1剂,水煎分服。

2011年9月12日二诊:药后主要症状大减。继服7剂,诸症悉除。

2011年9月19日三诊:用杞菊地黄丸调理善后,随访未复发。

按语:高血压病多属中医"眩晕"范畴。本例患者素有失眠、多梦、头晕,平素急躁易怒,舌质红,少苔,脉弦,辨证当属肝阳上亢,痰热扰神,治以养阴平肝,清热安神。方中天麻、钩藤平肝潜阳熄风;制首乌、怀牛膝、黄精、枸杞养阴补益肾精;菊花、竹茹平肝清热除烦;柴胡、白芍、枳壳、甘草四药合用,以疏肝理脾,调畅气机,酸枣仁补肝宁心安神。本案的特色在于肝阳上亢所致的慢性眩晕,不便于长期服用中药汤剂,后期用中成药杞菊地黄丸以调理善后。

**医案三**

刘某,男,52岁,2012年5月11日初诊。

主诉:发作性头晕、目眩、耳鸣伴恶心8年余。

患者每因劳累过度而发病,发作时头晕耳鸣,不敢睁眼,伴恶心,精神不振,纳呆,腰部酸痛,肢倦乏力,右耳听力减退,舌质淡红,苔白而腻,脉弦细而滑。曾经中西医治疗,效果不显。查BP 120/80 mmHg。

辨病诊断:眩晕。

辨证诊断:肝脾肾俱虚,兼夹痰湿。

治法:健脾补肾,化痰和胃。

方药:化瘀清眩汤加减。天麻15 g,钩藤15 g,制首乌15 g,黄精15 g,党参12 g,炒白术12 g,半夏10 g,桑寄生15 g,石菖蒲15 g,泽泻20 g,茯苓30 g,陈皮12 g,川芎15 g,怀牛膝15 g,葛根15 g,甘草9 g。5剂,每日1剂,水煎分服。

2012年5月16日二诊:服5剂后头晕目眩大减,再予原方5剂后诸症明显好转。

2012年5月21日三诊:宗上方加减,继服10余剂,病获痊愈,随访半年未复发。

按语:此案患者反复发作眩晕8年,曾经中西医治疗,效果并不满意。患者每因劳累过度而发病,发作时头晕耳鸣,伴恶心,精神不振,纳呆,腰部酸痛,肢倦乏力,听力减退,舌质淡红,苔白而腻,脉弦细而滑。患者年老体虚,肝脾肾亏虚,清阳不升,脑窍失养,脾虚则痰湿内生,清窍不利,肝风内动,发为眩晕,辨证为肝脾肾俱虚,兼夹痰湿,治宜健脾补肾,化痰和胃。方中天麻、钩藤平肝潜阳熄风;制首乌、怀牛膝、黄精补益肾精,固护肾气,使髓海充沛;党参、炒白术、石菖蒲、茯苓、半夏、陈皮、泽泻健脾和胃,化痰利湿,杜绝生痰之源;川芎活血化瘀,通窍活络,葛根升发清阳,甘草调和诸药。本例系虚实夹杂之证,患者眩晕反复发作,注意守方用药是要诀,岳美中先生提出"治急性病有胆有识,治慢性病有方有守。"因患者的体质之形成非一朝一夕之功,故慢病守方,效不更方。此案医患配合,坚持治疗,终获满意疗效。

**医案四**

郑某,男,58岁,1998年10月16日初诊。

主诉:口眼喎斜,语言不利,左侧肢体活动不遂伴头晕6月。

6月余前患脑梗死,遗留口眼喎斜,语言不利,左侧肢体活动不便且有麻木感,头晕闷痛,舌暗红,苔薄腻,脉弦滑。前医多用补阳还五汤之类加减治疗,症状不减,且头闷痛加重。

辨病诊断:眩晕。

辨证诊断:肝风挟痰浊蒙蔽清窍。

治法:化痰健脾,息风通络。

方药:半夏白术天麻汤加减。天麻15 g,炒白术15 g,半夏12 g,橘红10 g,石菖蒲10 g,钩藤15 g,葛根30 g,羌活10 g,地龙15 g,全蝎10 g。14剂,每日1剂,水煎服。

1998年10月30日二诊:半月后再诊诸症明显减轻,继服10剂而收功。

按语:此案患者脑梗死后出现眩晕,伴有口眼喎斜,语言不利,左侧肢体活动不便且有麻木感,头闷痛,舌暗红,苔薄腻,脉弦滑,辨证为肝风挟痰浊蒙蔽清窍,治宜化痰健脾,息风通络。方中炒白术、半夏、橘红、菖蒲健脾化痰,天麻平肝熄风,地龙、全蝎活血通络,羌活祛风解表,葛根升发清阳。李东垣对"脾胃气虚,痰浊上逆"所致眩晕,主张以半夏白术天麻汤治疗。本案的特色在于祛风药羌活的应用,高巅之上,唯风可到。风药具轻扬升散之性,既能疏散风邪,条畅血脉,又能引导活血化瘀药上行发挥作用。赵青春教授在临床上运用祛风药治疗缺血性脑血管病,在选用平肝熄风药的同时,根据辨证再选用1~2种祛风解表药,虽然味少量轻,却寓意深刻。一则升阳达巅,引药入脑,因头为诸阳之会,居于高巅,而风药辛宣,用之可疏通经脉,使清阳之气贯注于脑以壮髓海;二则阳升气旺,气帅血行,气能升津,脑气充盛则气化畅利,振奋人体气机功能,促进血流畅达,使瘀滞消散。

**医案五**

李某,女,49岁,2016年1月13日初诊。

主诉:头晕2年,加重1 d。

患者长期伏案工作,患颈椎病2年,2年前出现头晕,发作与颈部活动有关,转颈加剧或诱发,伴项背部强硬、拘禁不舒,手麻,1天前受凉后出现头痛,身痛,无汗,舌淡暗,苔白,脉浮紧。

辨病诊断:眩晕。

辨证诊断:风寒痹阻筋脉。

治法:疏风散寒,滋养津液,舒通筋脉。

方药:葛根汤加减。葛根30 g,炙麻黄10 g,桂枝15 g,赤白芍各10 g,威灵仙10 g,防风10 g,炙甘草6 g,生姜5片,红枣10 g,川芎10 g,木瓜10 g,桑枝10 g。7剂,每日1剂,水煎分服。

2016年1月20日二诊:服7剂后头晕明显减轻,再予原方7剂后,诸症缓解,随访1年眩晕未复发。

按语:此案患者长期伏案工作,有颈椎病病史,发作与颈部活动有关,转颈加剧或诱发,伴项背部强硬、拘禁不舒,手麻,考虑为颈源性眩晕。患者受凉后出现头痛,身痛,无汗,舌淡暗,苔白,脉浮紧,辨证为风寒痹阻筋脉,治以疏风散寒,滋养津液,舒通筋脉。方中葛根升津液,濡筋脉,麻黄、桂枝、防风疏散风寒,发汗解表,白芍、甘草生津养液,缓急止痛,赤芍、威灵仙活血通络,生姜、大枣调和脾胃,鼓舞脾胃生发之气,川芎行气活血止痛,木瓜、桑枝增加舒筋活络之力。风、寒、湿、痰痹阻筋脉及经络瘀滞是颈椎病主要的病因病机。治疗宜祛邪治标为主,兼以扶正固本。葛根汤具有疏散外邪、滋养津液、舒缓筋脉之功,加用赤芍以活血散瘀,威灵仙、防风以助祛风除湿。诸药合用,使气血调和,筋脉得充,通则不痛。现代研究显示,葛根汤具有抗炎、镇痛、抗流感、抗过敏、抗血栓、增加冠脉血流量等多方面的作用,可以治疗颈椎病、高血压病、肩周炎、流感、荨麻疹、痛经、心血管疾病、风湿病等多种疾病。

## ▶▶ 参考文献

[1]张伯礼,吴勉华.中医内科学[M].北京:中国中医药出版社,2017.

[2]赵青春,袁兵.化瘀清眩汤治疗眩晕经验介绍[J].国医论坛,2014,29(1):31.

[3]赵青春.祛风药在缺血性脑血管病中的应用体会[J].国医论坛,2000,15(2):16.

[4]赵青春.葛根汤加味治疗颈椎病120例[J].国医论坛,2002,17(4):11.

[5]丁元庆.丁元庆临证辨思录[M].济南:山东科学技术出版社,2019.

[6]崔书克.经方图骥[M].郑州:郑州大学出版社,2018.

# 心 悸

## ▶▶ 一、疾病概述

　　心悸是临床常见病，多由气、血、阴阳亏虚，或痰饮，瘀血阻滞，导致心失所养，心神不宁，引起患者自觉心中悸动，惊惕不安，甚则不能自主的一种病证。《内经》虽无心悸或惊悸、怔忡之病名，但有类似症状记载，如《素问·举痛论》："惊则心无所依，神无所归，虑无所定，故气乱矣。"汉代张仲景在《伤寒论杂病论》中以惊悸、心动悸、心下悸为病症名，阐明主要病因有惊扰、水饮、虚损及汗后受邪等，提出了基本治则及炙甘草汤等治疗心悸的常用方剂。宋代《济生方·惊悸怔忡健忘门》首次提出怔忡病名，对惊悸、怔忡的病因病机、变证、治法做了较为详细的记录。《丹溪心法·惊悸怔忡》中提出心悸当"责之虚与痰"的理论。《景岳全书·怔忡惊恐》认为怔忡由阴虚劳损所致，且"虚微动亦微，虚甚动亦甚"，在治疗与护理上主张"速宜节欲节劳，切戒酒色"；凡治此者，"速宜养气养精，滋培根本"。清代《医林改错》论述了瘀血内阻导致心悸怔忡，记载了用血府逐瘀汤治疗心悸每多获效。

　　心悸是心脏常见病证，为临床多见，除可由心本身的病变引起外，也可由它脏病变波及于心而致。心悸多呈发作性，可因过度劳累或情绪波动而诱发。可见于现代医学中各种原因引起的心律失常，如心动过速、心动过缓、期前收缩、房颤或房扑、房室传导阻滞、病态窦房结综合征、预激综合征及心功能不全，心肌炎，神经症等。

## ▶▶ 二、病因病机

　　心悸多因久病失养或劳伤过度，情志内伤，外邪侵袭等，导致心神失宁而发病。其病位主要在心，涉及肝脾肺肾，是病及一脏还是病及多脏。心悸病机有虚实之分，虚为气血阴阳亏虚，心神失养；实为气滞、血瘀、痰浊、火郁、水饮扰动心神。两者常相互夹杂。虚证之中，常兼痰浊、水饮或血瘀为患；实证之中，则多有脏腑虚弱的表现。

## ▶▶ 三、辨证论治

　　心悸的辨证要先看虚实、虚者多为脏腑气血阴阳亏虚，实者多为瘀血、痰饮、火邪上扰所致。治疗上，其虚证者，或补气血之不足，或调阴阳之盛衰，以求气血调和，阴平阳秘，心神得养；其实证者，或行气祛瘀，或清心泻火，或化痰逐饮，使邪去正安，心神安宁。

## ▶ 四、临证体会 ●

赵青春教授在临床中辨治心悸病时有其独到的经验，从以下几个证型来辨证论治：心脾两虚证、心虚胆怯证、痰饮凌心证、痰热扰心证、瘀阻心脉证、心肾阳虚证等。

### (一)治病求本，首辨虚实，本虚独重气血

《素问·灵兰秘典论》中曰："心者，君主之官也，神明出焉。"心悸病机主要表现为心神失养，往往责之于气血亏虚。《素问·平人气象论》云："左乳之下，其动应衣，宗气泄也。"指出宗气或大气下陷，运血无力，可见到心悸、怔忡之症。且"心主脉"、"主血"，气血关系密切，心气是推动气血运行的动力，血液在脉中周流不息取决于心气推动的作用，若心气亏虚则血行不畅，心脉失养则发为心悸。主要有心脾两虚证和心虚胆怯证两种证型。心脾两虚证，常见于久病体虚，后天失于调养，可症见心悸、气短、头晕、目眩、少气、懒言、健忘、失眠、胃纳不佳，舌质淡暗，苔薄白，脉沉弱结代。治则为益气健脾，养血安神，方选归脾汤加减。心悸之虚，多关乎气血，而脾胃为后天之本，气血生化之源，归脾汤选用人参、黄芪以补气，茯苓、白术以健脾，当归以养血，酸枣仁、远志以养心安神，方药合宜，取效尤捷。心虚胆怯证，则多为平素心气亏虚之人，突受惊恐，耳闻巨响，目睹异物，或遇险临危，使心神惊慌不能自主，渐至稍惊则心悸不已。治宜养心定志，镇惊安神，方选安神定志丸加减。安神定志丸出自《医学心悟》，由菖蒲、远志、茯神、茯苓、龙齿、党参、朱砂等组成，为临床常用方剂。在此证型中赵青春教授比较注重养心安神药物的应用，重补益，稍佐重镇安神之品，补益常加用太子参、炒枣仁、夜交藤、百合、合欢皮等养心安神药，重镇常用生龙齿、灵磁石等。

### (二)治痰需分温清，治瘀不离气血

邪实导致心悸，仲景责之水饮，丹溪责之痰浊，王清任责之瘀血，临床每多兼夹为患。《伤寒杂病论》中多次提及"心动悸""心中悸""心下悸"，多属水饮为患，提出温阳化饮之法，拟方苓桂术甘汤类方。在《丹溪心法》中云："百病中多有兼痰者。"以痰热、燥痰多见，临床可见痰热扰心证、痰饮凌心。痰浊致悸，宜分痰热、痰饮，治疗则选择偏重清化的黄连温胆汤加减或偏重温化的苓桂术甘汤。临床运用时可随症加减以提高临床疗效，若有胸闷、烦躁则加薤白、瓜蒌、炒栀子、淡豆豉以宽胸理气、清心除烦，若伴有大便秘结、小便短赤则可加生石膏、生地等以清热泻火。瘀阻心脉是心悸的另一常见实证，《医林改错·血府逐瘀汤所治之症目》中列有"心跳心忙"一症，即心悸之证，为气滞日久，无力运血，血行不畅，心脉痹阻而致心悸。治宜理气活血，宁心安神。方用血府逐瘀汤加减。治疗应重视气血关系，酌加疏肝理气之品，使气行则血行，如方中用柴胡、桔梗、牛膝之类也。同时，疏肝理气尚可调节情志，以纠正情志不舒的诱因，临床可酌加合欢花、佛手花、

香附之类。

### (三)重脉之结促,辨病之寒热

心悸尤重脉诊,观脉之结促迟数,结合现代心电检查,以辨病之寒热。脉促、数,脉率增快,多为热证;而脉迟、结、代,脉率减慢,则多为虚寒证。促脉、数脉,为热性心悸,多见于快速型心律失常,相当于现代医学的窦性心动过速、阵发性室上性心动过速、阵发性或持续性房颤、房扑、阵发室速及各种心率快之期前收缩等,其病机特点可归纳为"虚""瘀""热"三个字:"虚"为气虚、阴虚,涉及心、脾、肝、肾四脏;"瘀"为瘀血内阻、心脉不畅;"热"为血分蕴热,与瘀胶结难解。临床常见一些患者舌质暗红、有瘀斑瘀点且病程较长,"久病多瘀"。一些器质性心脏病患者往往有心脏结构异常,此心脏结构异常可以看作是微观之"瘀"的表现。因此,我们的体会是,心脉瘀阻是快速型心律失常病机中的一个重要环节,在辨证的基础上加用活血化瘀药物可明显提高治疗效果。快速型心律失常患者脉象往往表现为促、数,舌质暗红,舌尖有红点,伴有心急烦躁、口苦等热象。现代药理研究也证明,具有抗快速心律失常作用的中药也多为清热药,如苦参、黄连、莲子心、麦冬、郁金等。因此,清热凉血解毒是治疗快速型心律失常的重要治法。综上所述,快速型心律失常的病机为本虚标实,虚为气虚、阴虚,标为瘀血、热毒,因此,益气养阴、清热凉血解毒为治疗的根本大法。临床具体应用时还需辨证论治,弄清虚实多少;本是气虚为主,还是阴虚为主;标是瘀血为主,还是热毒围住。在用药时贴合病机,才是有效之关键所在。迟脉、结代脉,脉率减慢,为阴寒类心悸,此证型相当于现代医学的窦性心动过缓、病态窦房结综合征、房室传导阻滞、窦房传导阻滞及心室率慢的期前收缩等,治宜温补心阳、安神定悸,方选麻黄细辛附子汤。该方出自《伤寒论》,有"天然心脏起搏器"之称,为治疗心动过缓之专方,但需注意附子的用量及煎服法,小剂量起始,久煎可以减少副作用的发生。

## ▶▶ 五、典型医案 ●

### 医案一

王某,男,60岁,2020年11月2日初诊。

主诉:心悸、头晕1年余。

患者1年前因劳累后出现心悸、心慌、头晕,颈项强痛,时有胸闷,于当地医院行冠脉双源CT提示冠脉钙化,未见明显狭窄。未予系统治疗,其体胖,纳食尚可,大便正常,睡眠差,舌暗红,苔薄腻,脉沉寸滑。患者体胖,平素性格急躁易怒。

辨病诊断:心悸。

辨证诊断:痰火扰心、瘀血内阻证。

治法:清热化痰,活血化瘀。

方药:黄连6 g、半夏10 g、瓜蒌12 g、橘红10 g、云苓30 g、炙甘草10 g、川芎15 g、丹参20 g、薤白10 g、石菖蒲10 g、桑寄生30 g、太子参30 g、炒酸枣仁15 g、红景天20 g,

7 剂,姜枣引,每日 1 剂,每日 3 次。

2020 年 11 月 9 日二诊:患者诉心慌较前减轻,仍有头晕,睡眠仍不佳,测 BP 140/90 mmHg,在上方基础上加天麻 15 g,酸枣仁调整为 30 g,余方不变,继服 7 剂,每日 1 剂,分 3 次。

2020 年 11 月 16 日三诊:患者诉心悸、心慌较前明显好转,头晕有所减轻,睡眠较前改善,舌质淡红,苔薄白,脉沉细。药症相符,病机良转,疗效显著,为巩固疗效,守上方继服 10 剂,每日 1 剂,水煎服,早晚分服。

按语:患者平素劳累过度,易于郁怒,形体偏胖,是本病发生发展的病因,《素问》云:"劳则气耗","郁则气滞,怒则气逆"气机紊乱,血行不畅,则气滞血瘀,心脉瘀滞,瘀久生热,患者平素易肝郁,肝郁气滞,脾失健运,津液失化,生湿阻络,肥胖之人,脾运受困,多痰多湿,因此本病的病因病机为痰火扰心,瘀血内阻之证。根据病因病机,以清热化痰,活血化瘀为治则,选方为黄连温胆汤加减,方中黄连以清湿热,半夏以燥湿化痰,瓜蒌以清热涤痰,宽胸散结,橘红以燥湿化痰,理气宽中;云苓、太子参以益气健脾,炙甘草以补益心气,和中缓急,调和诸药,川芎、丹参以活血化瘀,薤白以行气导滞;石菖蒲以醒神开窍,桑寄生以补肝肾,酸枣仁以养心安神,红景天以益气活血,以上诸药,共奏清热化痰,活血化瘀之效。二诊后患者诉心慌、心悸症状较前明显好转,仍有头晕,眠差,服上方后患者痰热得清,瘀血得化,血行渐畅,胸气渐展,心脉得养,故心慌、心悸、胸闷等症状明显好转;药已中病,疗效较好,不另立方,在上方基础上加天麻以平肝潜阳,睡眠不佳,调整酸枣仁为 30 g 以养心安神,继服 7 剂。三诊时患者服上方后痰热得清,瘀血得化,心脉得养,胸气得展,故上述症状未再发作,药已中病,疗效显著,为巩固疗效,上方继服 10 剂。同时嘱咐患者避风寒,畅情志,勿劳累,低糖盐,少肥甘,适当运动,提高免疫力,防治病情复发。

**医案二**

张某,男,48 岁,2020 年 9 月 2 日初诊。

主诉:发作性心悸 1 年余,加重伴胸闷 1 周。

患者 1 年前因劳累后出现心慌、心悸,查心电图提示频发早搏,曾住院治疗,效果欠佳,1 周前患者再次因劳累后出现心悸,胸闷,气短,烦躁胸闷,夜寐梦多,口干、口苦,汗多,渴不欲饮,大便干结,小便短赤,舌暗红、苔黄腻,脉弦滑结代。患者体胖,平素嗜食肥甘厚味。心电图示:窦性心律,频发房早。动态心电图示:窦性心律,房性期前收缩560 次,室性早搏 1662 次。

辨病诊断:心悸。

辨证诊断:痰瘀互结、痰火扰心型。

治法:清热化痰,宁心安神。

方药:黄连温胆汤加减。黄连 6 g,竹茹 15 g,瓜蒌 20 g,半夏 10 g,陈皮 12 g,炒枳壳12 g,莲子心 3 g,苦参 10 g,石菖蒲 15 g,远志 15 g,炒枣仁 15 g,生龙齿 15 g(先煎),茯苓

15 g,赤芍 15 g,陈小麦 30 g,大枣 3 枚,7 剂,每日 1 剂,水煎分服。

2020 年 9 月 9 日二诊:患者诉心悸减轻,睡眠改善,大便稍畅,仍口干,腻苔减退,舌中见裂纹,药已中病,效不更法,原方加太子参 30 g,生地 12 g,14 剂,用法同上。

2020 年 9 月 23 日三诊:患者诉心悸诸症消失,复查心电图示:偶发房早。原方黄连减为 3 g,去石菖蒲、远志、莲子心,加麦冬 10 g,五味子 9 g,继服 2 个月,巩固疗效。半年后复查,心悸未再发作。

按语:患者素日劳累过度,脾气秉性易烦躁易怒,形体偏胖,是本病发生发展的根本病因。《素问》中,"年四十,而阴气自半,起居衰矣",这是形成气阴两虚的病理基础,《素问》云:"劳则气耗",致使心脾气虚,脾失健运,气血乏源,郁则气滞,怒则气逆,气机紊乱,血行不畅,故气滞血瘀,心脉瘀阻,瘀久生热;肝郁气滞,脾失健运,津液失化,生湿阻络;患者体胖,脾运受困,多湿多痰,少血少气。因此,本病的基本病机痰瘀互结,痰火扰心。痰湿困脾,脾不得运化,气血生化乏源,则帅血无力,心血瘀阻,心失所养,胸气不展,故胸闷、心慌、心悸、气短;心脾虚弱,心气不足,汗液失敛,故汗出,精血亏乏,不能上荣于脑,心神不安,则夜寐梦多;湿邪困脾,肝失疏泄则口干、口苦,渴不欲饮;大便干结,小便短赤,舌暗红、苔黄腻,脉弦滑结代大便干结,以上皆为湿热内阻之象。

根据病因病机,确定以清热化痰,宁心安神为治法,方用黄连温胆汤加减,方中黄连以清热燥湿、泻火解毒,竹茹以清热化痰除烦,瓜蒌以清热涤痰、宽胸散结,半夏以燥湿化痰、消痞散结,陈皮以理气健脾、燥湿化痰,炒枳壳以理气宽中、行滞消胀,莲子心以清心安神、交通心肾,苦参以清热燥湿,现代药理学研究发现其有抗心律失常作用,石菖蒲以开窍豁痰、化湿开胃,远志以安神益智、交通心肾,炒枣仁以养心益肝、安神敛汗,生龙齿以镇静安神、清热除烦,茯苓以利水渗湿、健脾安神,赤芍以清热凉血、散瘀止痛,陈小麦以清心除烦、补虚养脏,大枣以补益脾胃、益气生津,以上诸药共奏清热化痰、宁心安神之力。二诊时患者诉心悸减轻,有口干,舌苔黄腻转为薄腻,舌中可见裂纹,在上方基础上加生地黄 12 g 以清热凉血、养阴生津,太子参 30 g 以益气健脾、生津润肺。患者诉心慌、心悸等症状较前明显好转,药已中病,效不更方,余方不变继服 14 剂以清热化痰、宁心安神,生津润肺。三诊时患者诉心悸、心慌等症状基本消失,在上方基础上去石菖蒲、远志、莲子心,黄连调整为 3 g,加麦冬 10 g、五味子 9 g 以增加养阴生津之功。药症相符,病机良转,疗效满意,为巩固疗效,上方继服 2 月。同时嘱咐患者勿劳累,调畅情志,适当运动,低糖低盐饮食,提高抗病能力,防止病情复发。

**医案三**

常某,男,63 岁,2021 年 2 月 19 日初诊。

主诉:心悸、怕冷、手足凉 3 月。

患者诉无明显诱因出现心悸,胸闷,气短,平素怕冷,手足凉,曾口服中药汤剂,效果不明显。眠差,饮食一般,大便稀溏,小便夜尿频。脉弦细,舌苔薄白而润。当地医院行心电图提示:心肌缺血。

辨病诊断:心悸

辨证诊断:心肾阳虚、心神不宁证。

治法:温补心阳,安神定悸。

方药:生黄芪15 g,太子参15 g,麦冬15 g,五味子8 g,炒酸枣仁15 g,桂枝10 g,赤芍15 g,炙甘草10 g。7剂,每日1剂,水煎分服。

2021年2月26日二诊:心悸、怕冷较前好转,睡眠可,脉弦细无力,舌苔薄白。在上方基础上加炮附子5 g,炮干姜5 g,红景天10 g,14剂,服法同上。

2021年3月12日三诊:心悸明显好转,脉弦细无力,舌苔薄白润。在上方基础上加炮附子8 g,茺蔚子10 g,郁金12 g,10剂,继服。

按语:此患者为心肾阳虚证,对于阳虚证,不能一味地用附子温阳,即使用附子应从小剂量开始,渐渐递增,对于大辛大热之品,特别是有毒副作用的药物,应从小剂量开始,可添加桂枝一温通心阳。患者年过六旬,平素即有怕冷,手足凉症状,说明患者素体阳虚,且患者年过六旬,肾气不足,肾阳渐衰,精血虚少,如《素问》云:"丈夫八岁,肾气实,发长齿更……五八,肾气衰,发堕齿槁。六八阳气衰竭于上,面焦"。至此形成了心肾阳虚的病机。心气不足,心阳不振,胸气不展,故胸闷、气短;心肾阳虚,血行迟滞,瘀血内阻,心脑失养,故出现心悸,脉弦细,舌苔薄白而润均为阳气不足之象。根据病因病机,以温补心阳,安神定悸为方法,根据生脉饮合保元汤加减。方中黄芪、太子参补元气,益心气,健脾气,养肺气。麦冬养阴生津止渴,清心除烦,五味子酸甘敛阴生津,益精养血;酸枣仁养心安神,桂枝以温阳通脉,赤芍以活血化瘀,炙甘草以补益心气,和中缓急,调和诸药。以上诸药,共奏温补心阳,安神定悸之功。二诊后患者心阳气渐复,血行渐畅,胸阳渐展,故胸闷、气短较前明显好转,脉仍弦细无力,怕冷、手足凉症状仍在,在上方基础上加炮附子以补火助阳,温肾阳,炮干姜以温中散寒,红景天以健脾益气,余方不变,继服7剂。三诊时患者心悸较前明显好转,舌苔薄白而润,加大炮附子剂量为8 g以增强其温阳之力,加茺蔚子及郁金以疏肝解郁,继服10剂以巩固疗效。

**医案四**

于某,女,38岁,2019年12月2日初诊。

主诉:心慌、气短2月余。

患者劳累则心慌、面色萎黄已2月余,自诉有贫血病史,口服"阿胶、维生素B₁₂"等补血药物无效。时有胸闷、气短、乏力,饮食欠佳,眠差多梦,夜尿频多,大便正常。舌苔薄白,舌质稍淡,脉右虚弦。患者平素工作压力大,饮食不规律,精神紧张,心情不舒畅。

辨病诊断:心悸。

辨证诊断:心脾两虚证。

治法:健脾养心,益气养血。

方药:归脾汤加减。党参15 g,麸炒白术20 g,生黄芪20 g,当归10 g,茯苓12 g,制远志10 g,炒酸枣仁30 g,木香6 g,焦三仙各15 g,甘草10 g,淫羊藿15 g,仙茅12 g,生姜

3片,大枣3枚。7剂,水煎服,每日1剂。

2019年12月10日二诊:上述症减轻,累则略有乏力,眠差,纳尚可,脘不痞,夜口干,苔薄,舌质可,大便稍干,色未注意,今日查血红蛋白60 g/L,较前升高,脉可,上方改黄芪为30 g,茯苓为20 g,党参为20 g。10剂,水煎服,每日1剂。

2019年12月20日三诊:患者诉上述症状明显减轻,睡眠较前有所改善,效不更方,上方继服10剂。水煎服,每日1剂。

按语:本案以养心健脾为主。患者证属心脾两虚,脾虚则气血生化无源,心神失养则眠差多梦。脾气健则气血生化之源充足,从而心血旺盛,则失眠诸症自愈。又脾主统血,脾气亏虚,不能统血而见崩漏诸症,即所谓"引血归脾"。患者年过三旬,素日工作压力大,紧张劳累,心情不畅,饮食不节为本病发生的主要病因。劳累思虑,损伤心脾,心脾虚弱,气血乏源,心失所养。如《素问》云"劳则气耗,思则气结",郁闷则气滞,血行不畅,心脉瘀阻,心神失养;于是形成了心脾两虚的基本病机。心脾两虚,气血乏源,帅血无力,心脉瘀阻,胸气不展,故胸闷、气短;心脾虚弱,气血乏源,帅血无力,心脉失养,心神不宁,故心慌、心悸、乏力、失眠多梦;脾气虚弱,纳运失常,升降失职,津液失于气化而为水湿,水湿属阴,不能上布而下走,故饮食欠佳、夜尿频多;舌质淡,脉虚为心脾两虚,心失所养之征。

根据病因病机,治疗上以养心健脾、安神和胃,方用归脾汤加减,方中党参健脾益肺气,白术健脾益气,黄芪以补气升阳,当归以补血活血,茯苓以利水渗湿,制远志以安神,酸枣仁以宁心安神,木香以行气止痛,焦三仙以消食化滞,淫羊藿、仙茅为二仙汤以温肾阳,补肾精;甘草以补中益气,调和诸药,生姜、大枣为引。以上诸药,共奏健脾养心,益气养血之功效。二诊时患者自觉症状减轻,略有乏力,增加补气药物剂量,调整为黄芪30 g,茯苓20 g,党参20 g以健脾补气,守上方继服10剂,以巩固疗效。三诊时患者上述症状明显减轻,药已中病,疗效显著,为巩固疗效,上方继服10剂。嘱患者劳逸结合,适量运动,调畅情志,避风寒。

**医案五**

张某,女,63岁,2020年1月3日初诊。

主诉:发作性胸闷、心慌3年,加重1周。

患者3年前因情绪激动生气时出现胸闷、心慌,持续3~4 min,休息后可自行缓解。此后每遇劳累、生气时反复发作,曾于当地医院以冠心病为诊断治疗,具体用药不详,疗效欠佳。2018年10月18日觉胸闷、心慌加重,测血压较高,于中心医院诊断为冠心病,住院治疗1周,病情有所缓解。近1周,病情时有反复,善太息,时有腹胀,纳眠不佳,大小便正常。今来医院就诊,要求服中药治疗,现在症:胸闷心慌,善太息,时有腹胀,纳眠欠佳。面色暗红,神志清楚,体态中等,舌质暗红,苔薄腻,脉弦细沉。

辨病诊断:心悸。

辨病诊断:气阴两虚,气滞血瘀型。

治法:益气养阴,理气化瘀。

方药:选用生脉饮合冠心 2 号方加减。北沙参20 g,黄芪20 g,麦冬20 g,茯苓20 g,五味子10 g,炒枳实15 g,佛手15 g,郁金12 g,生麦芽20 g,炒枣仁20 g,龙眼肉15 g,当归15 g,丹参15 g,檀香10 g,炙甘草6 g。7 剂,水煎服,每日 1 剂,早晚分服。嘱患者畅情志,勿劳累,低糖盐,限肥甘,适量运动。

2020 年1 月10 日二诊:服上药7 剂后,心慌、胸闷、善太息明显好转;腹胀较前明显减轻,纳差有所改善;失眠有所好转;大小便正常,面色稍红,舌质淡红,苔薄腻,脉象弦细。守上方,继服 7 剂,水煎服,每日 1 剂,早晚分服。

2020 年1 月17 日三诊:服上药7 剂后,患者诉胸闷胀不舒、善太息症状基本消失;腹胀基本控制,纳差明显好转;心慌失眠明显改善;大小便正常,面色红润,舌质淡红,苔薄白,脉象弦细缓和。守上方继服10 剂,每日 1 剂,水煎服,早晚分服。同时嘱患者应注意日常养护。

按语:患者年过六旬,平素嗜食辛辣、甜咸厚味食物,劳累过度,性情急躁,患高血压病 3 年,是本病发生发展的重要原因。年过六旬,脏气亏虚,体不胜病,如《灵枢》中云:"六十岁,心气始衰。"是气阴不足,心气虚弱的病理基础;味甘者令人中满,脾运不健,《素问》云"甘者令人中满";食咸则血脉凝滞,心脉瘀阻,《素问》云:"是故多食咸,则脉凝泣而变色;食辣则易生内热,阴血暗耗,阴液亏损。"《素问》云:"劳则气耗",心脾损伤,心血暗耗,心气虚弱,帅血无力;劳累过度,心脾受损,中焦滞运,性急气乱,气机不畅则血行不利,气滞血瘀。至此形成了气阴两虚,气滞血瘀的基本病机。心脾虚弱,气血亏虚,脾运不健,中焦滞运,气机受阻,胸气不展,心气不舒,则心慌、胸闷、善太息;心脾虚弱,气血亏虚,心失所养,神不安宁,故心慌;血行不利,血脉凝滞,心脉瘀阻,气机不畅,腹气不行故腹胀;脾运不健,胃纳不佳,故纳差;心脾气虚;中焦阻滞,纳运滞呆。《素问》云"胃不和则卧不安",则失眠。舌质暗红,舌苔薄腻,脉象弦细沉,皆为气阴两虚,气滞血瘀之征。本病的基本病机为气阴两虚,气滞血瘀。

根据病因病机,以益气养阴,理气化瘀为法。选用生脉饮合血府逐瘀汤加减。方中北沙参质坚性寒,以养阴清肺,益胃生津;黄芪补元气,益心气,养肺气,健脾气,有利于通和心脉,有利于肺气输布,有利于脾运水湿,两药共为君药。麦冬以养阴润燥,生津止渴,清心除烦;五味子以敛阴生津、摄精固元、宁心除烦;茯苓以渗湿利水、益脾和胃、宁心安神;丹参功同四物,补血活血、凉血除烦;檀香以理气活血、调脾利肺、宽胸开胃,以上五味共为臣药。郁金以行气解郁、凉血活瘀;枳实以理肺宽胸、疏肝理气;佛手其性温微苦,疏肝解郁、理气和中;当归以养血活血、畅通心脉;生麦芽以疏肝下气、消食和中;炒枣仁以养肝宁心、安神敛汗;龙眼肉以补心养血、开胃益脾、安神益智,以上七味共为佐药。炙甘草以补益心气、和中缓急、润肺解毒、调和诸药,用为使药。以上诸药,共奏益气养阴、理气化瘀之功效。二诊患者诉服上药后症状减轻,心慌、胸闷、善太息明显好转;说明气阴渐复,血瘀渐化,气机渐舒。腹胀明显减轻,故血瘀渐化,血脉渐活,心脉渐通,气机渐疏,腑气渐畅。纳差有所改善,故脾运渐健,胃纳渐和。心慌失眠有所好转,故心脾渐健,胃气渐和,心神渐安。舌质淡红,舌苔薄腻,脉象弦细,皆为气阴渐复,气滞渐消,瘀血渐化之象。药已中病,初见疗效,守上方取7剂,继服。三诊服上药后,患者诉心慌、胸闷、善太息等症状基本消失,因气阴渐复,气机畅顺,血活脉通,胸气得展,心气得舒。腹胀消,因气行瘀化、血脉已活、气机得舒、腑气畅通。纳差较前明显好转,脾运得健,胃纳已和。心慌、失眠明显改善,因气阴得复,气机畅顺,气血得行,心得血养,心神得安。舌象、舌苔、脉象均已恢复正常,已近临床治愈。药症相符,病机良转,效不更方,为巩固疗效,守上方继服10剂。同时嘱患者畅情志,勿劳累,低糖盐,限肥甘,适运动,提高抗病能力,为防止病情复发。

### 医案六

宋某,男,33岁。2020年3月11日初诊。

主诉:阵发性心慌,心前区刺痛5月余。

5月前患者剧烈运动时突发心慌伴心前区刺痛,立即休息,5 min后缓解。此后每遇劳累,心情不畅时发作,持续3~5 min不等,纳食尚可,睡眠不佳,大小便正常。曾于当地医院诊断为心肌炎后遗症、心律失常,用胺碘酮、稳心颗粒等药物,效果不佳,为进一步治疗,要求服中药治疗。患者自述平素工作劳累压力大、思虑过度、易于郁怒,素喜饮酒。现在症:心慌、心前区刺痛、气短乏力、面色㿠白、神志倦息、舌质暗红、苔黄腻偏厚、脉象弦细结。心率90次/min,律不齐;BP 120/80 mmHg。2020年3月11日心电图:心率90次/min,频发室性期前收缩,三联律。心脏彩超:左室收缩功能不全,左室前壁缺血。

辨病诊断:心悸。

辨证诊断:气阴两虚,瘀热内阻证。

治法:益气养阴,清热化瘀。

方药:选用自拟方。太子参20 g,生黄芪20 g,麦冬20 g,五味子10 g,丹参20 g,檀香10 g,郁金12 g,延胡索12 g,白茅根20 g,金银花15 g,连翘10 g,黄芩10 g,炒枳实15 g,玄参20 g,炙甘草6 g 7剂,每日1剂,水煎服,早晚温服。嘱其戒烟酒,避风寒,畅情志,勿劳累,适运动。

2020年3月20日二诊:服上药7剂后,心慌、心前区刺痛明显好转;气短、乏力明显减轻。纳食尚可,二便正常,面色淡红,舌质暗稍红,舌体偏大,苔薄腻,脉象弦、细。BP 110/80 mmHg;心率80次/min。守上方继服7剂,水煎服,每日1剂,早晚温服。

2020年3月27日三诊:患者服上药7剂后,心慌、心前区刺痛未发作,气短、乏力较前明显好转。纳眠可,二便调,面色红润,舌质淡红,舌体适中,舌苔薄白,脉象弦细缓和。BP 110/70 mmHg,心率74次/min。2020年3月27日心电图:与前对比:窦性心律;室性期前收缩消失。效不更方,为巩固疗效,守上方继服10剂,每日1剂,水煎服,早晚分服。

按语:患者平素工作压力大,加之劳累及思虑过度,易于郁闷,喜饮酒。且患者既往有心肌炎病史,为本病发生发展的重要原因。《素问》云:"劳则气耗,思则气结",工作压力过大及劳累、思虑过度,损伤心脾,心气不足,帅血无力,血行迟缓;性急郁怒,气机不畅,多生郁热,伤津耗阴,《丹溪心法》云:"气有余便是火。"酒为湿热之最,易耗伤气阴,如《顾氏医案》云:"酒为湿热之最";至此形成了气阴两虚,瘀热内阻的基本病机。气阴两虚,心气不足,瘀热内阻,血行不畅,瘀阻心脉,胸气不展,故心前区刺痛;气阴不足,心失所养,故心慌、气短、乏力;面色㿠白;舌质暗红;舌苔腻偏厚;脉弦细结;皆为气阴两虚,内有郁热;血行不利;脉行不续之征。本病的基本病机为气阴两虚,瘀热内阻。

根据病因病机,以益气养阴、清热化瘀为法,方中用太子参性平味甘,入心、肺、脾三经,具有益气生津,大补元气,养阴安神之效;黄芪性微温味甘,入肺、脾经,补中益气,护卫固表,升清举阳,健脾助运,两药共为君药。麦冬以养阴润燥、生津止渴、清心除烦;五味子以敛阴生津、摄精固元、宁心除烦;金银花性寒味甘、黄芩味苦性寒、均有清热解毒、清热除湿作用,四味共为臣药。连翘以清热解毒、消肿散结;丹参功同四物,以补血活血、凉血除烦;檀香以理气活血、调脾利肺、宽胸开胃;郁金、延胡索以理气解郁、活血止痛;白茅根以活血通络、养阴利水;玄参以养阴生津、清热解毒;枳实长于宽胸理气以条达气机,使气行力达,阳通五脏,经气畅顺,脉络条顺,八味共为佐药。使药为炙甘草,味甘性平、清热解毒、补益肺脾、润喉祛痰、调和诸药。以上诸药,共奏益气养阴,清热化瘀之功效。二诊服药后,患者气阴渐复、瘀热渐清、血行渐通、心气渐舒、胸气渐展、心得所养,故心慌、心前区刺痛明显好转;因气阴渐复、心脑得养,故气短、乏力明显减轻;患者面转淡红,舌暗稍红,舌苔薄腻,脉弦细,结脉消失,皆为气阴渐复,血瘀渐化,郁热渐退,血行渐畅,脉行有序之征。药已中病,初见疗效,效不更方,上方继服。三诊服上药后,患者气阴得复,血行通利,郁解心舒,胸气舒展,心得所养,故心慌、心前区刺痛、气短乏力基本消失;面色、舌苔、脉象已复如常。药已中病,疗效显著,诸症明显好转,守上方继服10剂,以巩固疗效。同时嘱患者戒烟酒,避风寒,畅情志,勿劳累,适运动,以提高抗病能力,为防止病情复发。

## ▶▶ 参考文献

[1]闫军堂,刘晓倩,梁永宣.刘渡舟教授治疗心悸九法探析[J].中华中医药学刊,2012,30(5):47.

[2]惠玲,蔡文.赵青春主任医师辨治心悸的经验[J].国医论坛,2015,30(5):7.

# 心 衰

心力衰竭是因各种疾病,导致心室充盈和射血功能受损,心排血量下降;以肺循环和体循环淤血,组织、器官灌注不足为病理表现;临床上主要表现为呼吸困难、体力活动受限和体液潴留。中医将心力衰竭划归为"心衰"的范畴,表现为心悸、喘促、胸闷、肢体水肿等症状。

## ▶▶ 一、疾病概述

传统中医并未对"心衰"一病做过明确定义,心力衰竭相关证候的论述主要见于《内经》《金匮要略》《诸病源候论》等著作。宋代《圣济总录·心脏门》中叙述,"心衰则健忘,不足则胸腹胁下与腰背引痛,惊悸,恍惚,少颜色,舌本强",这与"心衰"最接近。

## ▶▶ 二、病因病机

### (一)病因

心衰的发病由多种原因造成,多为各种心系疾病慢性迁延不愈所致,抑或是感受外邪、情志劳倦失宜、饮食不节,或疾病失治误治,日久伤及心之气血阴阳。

### (二)病机

心衰的发病过程是一个复杂的动态演变过程,从早期的无症状心衰,到慢性心衰症状逐渐加重,再到心衰急性加重乃至心衰终末期,时间跨度比较长,症候表现不一。伴随药物治疗的影响,每个阶段的症状及症候也不一样,很少有纯虚纯实的症候,常表现出虚实夹杂状态。心气虚是心衰的发病基础,气虚而血瘀,气虚致阳虚,阳损及阴,出现阴阳两虚。心病涉及肺、肝、脾、肾四脏,致使脏腑功能失常,出现瘀血、痰浊、水饮等病理产物。概括起来心衰病的病理性质总属本虚标实。本乃正虚,血瘀、痰浊、水饮为标,虚实夹杂为其常态。

根据心力衰竭发病的进程,可分为早、中、晚三期。心衰早期以气虚血瘀为主,相当于NYHA Ⅱ级,中期以气阴两虚、心血瘀阻为主,相当于NYHA Ⅱ~Ⅲ级,晚期阳虚血瘀水停为主,相当于NYHA Ⅲ~Ⅳ级。

## ▶▶ 三、辨证论治

### （一）分阶段辨证治疗

心衰按发病缓急分期，着重在急和缓两种状态：无论是急性发作还是急性加重都属于"急"，而慢性稳定期或者慢性缓解期都强调"缓"。

1.慢性缓解期

此阶段多表现为本虚明显，标实不甚，应以益气、养阴或温阳固本调养，酌情兼以活血化瘀、化痰利水治标。

（1）心肺气虚、心血瘀阻

辨证要点：心慌气短，咳嗽喘促，动则加重，面色苍白或晦暗，唇甲青紫，舌质紫暗或有瘀点，脉沉细或结代。

治则：益气活血，平喘止咳。

方药：保元汤合桃红四物汤加减。人参 10 g，黄芪 30 g，肉桂 3 g，桃仁 12 g，红花 12 g，当归 15 g，川芎 16 g，赤芍 15 g，葶苈子 10 g，厚朴 12 g，杏仁 12 g，白术 10 g，茯苓 15 g，甘草 6 g。

（2）气阴两虚、心血瘀阻

辨证要点：心慌气短，咳嗽喘促，或见自汗盗汗，颧红，五心烦热，口燥咽干，面色晦暗，唇甲青紫，舌红少苔或舌质紫暗。

治则：益气养阴，活血化瘀。

方药：生脉散合血府逐瘀汤加减。人参 10 g，麦门冬 15 g，五味子 12 g，桃仁 10 g，红花 10 g，当归 15 g，川芎 10 g，赤芍 15 g，枳壳 9 g，牛膝 20 g，黄芪 30 g，杏仁 12 g，紫苑 10 g。

（3）肺脾两虚，痰饮阻肺证

辨证要点：咳嗽喘促，心慌气短，动则加重，痰多，下肢水肿，舌质淡，苔腻，脉沉细。

治则：补肺健脾，化痰祛湿。

方药：保元汤合苓桂术甘汤加减。人参 15 g，黄芪 30 g，桂枝 9 g，白术 15 g，茯苓 12 g，陈皮 12 g，法半夏 12 g，枳壳 6 g，木香 12 g，砂仁 12 g，甘草 5 g。

（4）心脾阳虚、血瘀水停

辨证要点：心慌气短，咳嗽喘促，下肢水肿明显，倦怠懒言，腹胀，食少，便溏，舌质淡胖，或紫暗，苔白，脉沉细或细数。

治则：温阳健脾，活血利水。

方药：参附益心方。人参 15 g，制附子 10 g，桂枝 10 g，丹参 20 g，赤芍 15 g，益母草 30 g，泽泻 20 g，猪苓 15 g，车前草 20 g，葶苈子 15 g，砂仁 10 g，大腹皮 12 g，大枣 15 g。

2.急性加重期

此阶段多表现为本虚不支，标实邪盛，甚至阴竭阳脱，常需住院治疗，既要积极固护气阴或气阳以治本,更需加强活血、利水、化痰、解表、清热以治标,必要时需急救回阳固脱。本阶段病情重,猝死风险大,建议中西医结合治疗,除口服药物外有必要予输液治疗。

(1)心脾肾阳虚、水气凌心

辨证要点:心慌气短,咳嗽喘促,端坐呼吸,不能平卧,形寒肢冷或冷汗出,双下肢重度水肿,面色苍白或紫暗,脉微细欲绝或脉促。

治则:温阳利水,泻肺平喘。

方药:真武汤合五苓散、葶苈大枣泻肺汤加减。人参15 g,制附子15 g,茯苓20 g,白术20 g,白芍15 g,猪苓15 g,泽泻20 g,桂枝15 g,车前子30 g葶苈子15 g,地龙12 g,煅龙牡各30 g,炙甘草10 g,大枣6枚

(2)正虚喘脱

辨证要点:喘促甚剧,张口抬肩,不能平卧,少动则喘剧欲绝,烦躁不安,面青唇紫,冷汗淋漓,四肢厥冷,尿少水肿,甚至意识模糊,表情淡漠,舌质紫暗,脉细欲绝。

治则:回阳救逆,益气固脱。

方药:参附龙牡汤合生脉散加减。红参15 g,制附子15 g,煅牡蛎30 g,煅龙骨30 g,麦冬15 g,五味子15 g,黄芪30 g,炙甘草10 g,山萸肉15 g,鹿角胶9 g。

## (二)专病专药

岳美中教授提出"辨证论治结合专病专方专药"的诊疗思维,临床治疗中参照该思路,辨证论治同时结合现代药理学研究成果,加用对心衰治疗有效专药,可提高心衰及其并发症的治疗效果。对心衰治疗有效的部分单药如黄芪、人参、葶苈子、桂枝、紫苏子、肉桂等。

## (三)经方治疗

心衰病的主证为心悸、气喘、肢体水肿,中医药针对其每一症状都有有效治疗方剂,尤其是《伤寒杂病论》中的经方,效果更为突出。

心悸:炙甘草汤、桂枝甘草汤、桂枝甘草龙骨牡蛎汤、小建中汤、茯苓甘草汤、茯苓四逆汤等。

气喘:葶苈大枣泻肺汤、小青龙汤、木防己汤、泽泻汤等。

水肿:肾气丸、五苓散、防己黄芪汤、越婢汤、防己茯苓汤等。

心悸兼水肿:真武汤、柴胡加龙骨牡蛎汤等。

喘而兼水肿:苓桂术甘汤、小青龙汤、十枣汤等。

## (四)从五脏分别论治心衰

《素问·玉机真脏论》:"五脏相通,移皆有次。"中医学认为人体是一个以五脏系统为基础的有机整体,五脏密切联系,在生理病理上相互影响,称之为"五脏一体观"。心衰

虽病位在心,但与肝、脾、肺、肾四脏均密切相关,治疗心衰应以心为主,兼顾其余四脏。

### 1. 从心论治

《内经》云:"心主血脉","心为五脏六腑之大主",《素问·灵兰秘典论》中提及"主不明则十二官危,使道闭塞而不通"。心气、心阳亏虚不足是心衰发病的主要原因。气为血之帅,心气不足无以行血,血行不利发为血瘀。《金匮要略》云"血不利则为水",血行不畅则津液输布异常,溢于脉外而为水邪,水饮泛滥于肌肤则为水肿,水饮上凌心肺则发为心悸、气喘。

从现代医学讲,心衰多因冠心病所致,从心论治心衰当从心主血脉的功能入手,首选丹参饮加减,心气虚者合保元汤,心阳虚者合真武汤,气阴虚者合生脉散。

### 2. 从肝论治

《读医随笔》中说:"肝气舒,心气畅,血流通,筋条达,而正气不结,邪无所客矣。"肝主疏泄,调畅一身气机,肝病则疏泄失职,气机郁滞,气滞则血瘀。《素问·阴阳应象大论》提出:"东方生风,风生木,木生酸,酸生肝,肝生筋,筋生心。"肝木生心火,肝失升达则心火不足,心阳不振,气血津液流通障碍,导致血瘀和水饮,发为心悸、气喘。从肝论治临床常用疏肝、养肝、平肝三法。

疏肝法:疏肝理气常用柴胡疏肝散加减;疏肝活血常用血府逐瘀汤加减;疏肝调脾常用逍遥散加减。

养肝法:养肝血常用四物汤加减;养阴柔肝常用一贯煎加减;补肝气常用安神定志丸加减。

平肝法:平肝潜阳常用天麻钩藤饮加减;平肝熄风常用镇肝熄风汤加减。

### 3. 从脾论治

脾为后天之本,运化水谷精微,脾虚则气血生化乏源,导致心气心血亏虚,气虚则血行不畅,凝滞成瘀。如王清任《医林改错》中所述"元气既虚,必不能达于血管,血管无气,必停留而瘀"。血瘀日久,水道不畅,必发水肿,如《金匮要略·水气病脉证并治》提出,"血不利则为水"。

脾贯穿于整个慢性心衰的发生与发展,临床上多见心脾两虚证、脾肾阳虚证。健脾益气方选保元汤加减;健脾养心方选归脾汤加减;温脾补肾方选苓桂术甘汤合真武汤加减。

### 4. 从肺论治

肺为相傅之官,肺主气司呼吸,主治节,通调水道,辅心行血,肺病则导致津液输布失常,血行不畅。肺在心衰发生、发展和治疗中的起到极为重要的作用。慢性心衰所表现出的"短气、喘息、咳嗽、水肿、血瘀"等症状实则为肺之宣降失常,导致肺的"主气、主行水、朝百脉"功能障碍,继而产生"气病、血瘀、水停"的证候。

临床中,与肺关系密切的心衰,多因肺部感染所致,治疗中要注意观察外邪是否已尽,外邪未尽又兼热者,首选麻杏石甘汤加减;外邪未尽兼寒者,首选小青龙汤加减。外邪尽而肺气不足者,方用补肺汤加减。

### 5. 从肾论治

《医贯》曰："五脏之真,唯肾唯根"。肾主水,藏真阴真阳,肾阳不足则水失气化,发为水肿。心阳根于肾阳,肾阳亏虚则心阳不振。

肾内藏阴阳,从肾论治需从肾阴、肾阳入手。肾阴虚方选六味地黄丸;肾阳虚方选金匮肾气丸;阴阳两虚选用龟鹿二仙膏加减。

#### (五)形神一体论治心衰

《类经》云："形者神之质,神者形之用,无形则神无以生,无神则形不可活"。"心者,君主之官也,神明出焉",心主血脉,气血运行需要心阳气的推动;心藏神,心对五脏之神具有统领作用,心神可调控精神、思维等心理活动,又可调控脏腑、形体的功能活动,形与神在生理状态上密切相关,相辅相成。心藏神功能出现异常,心神不安,既可出现睡眠障碍等焦虑症状,使心慌、胸闷等心衰症状加重。

在治疗心衰时注意治心必要安神,辨证论治同时加用安神之药,使心神安定,情绪平稳,五脏安稳。常用药物如:合欢皮、合欢花、酸枣仁、首乌藤等药物养心安神;牡蛎、磁石、龙骨、紫石英等药物重镇安神;远志、茯苓、龟甲等宁心安神。临证之时,随证加减应用。

## ▶▶ 四、临证体会

#### (一)准确识别潜在的心衰病

"凡人之所苦谓之病",中医治病多重视临床症状,既往认为"喘""悸""肿"是心衰的三大症状,治疗多针对这三种症状展开。然而,在心衰早期,虽有心衰危险因素及生化指标,但临床症状不一定明显,尤其是随着近年射血分数保留型心衰概念被提出后,临床工作中对心衰的认识需要更加全面和提前。射血分数保留型心衰发病率高,起病隐匿,患者往往仅表现为活动后气短、心悸等心肺气虚的非特异性症状,需进一步结合血浆利尿钠肽、心脏超声或负荷试验等明确诊断。因为这类患者虽症状单一,但预后并不优于传统意义上射血分数降低的心衰,其神经体液系统的异常活化可能更显著,且循证医学证据显示"金三角"式的经典治疗方案对于射血分数保留型心衰的预后改善并不理想,需尽早发现。临床上此类患者多属于早期的气虚血瘀证,在积极控制原发病的基础上,中医辨证论治在改善症状、阻断心室重塑方面具有一定的优势。

#### (二)辨清心衰基础病,力求病证结合,辨证论治结合专病专方专药

心衰是多种疾病的终末阶段,或因心脏本身病变,或因他脏病变迁延所致,不同疾病导致的心衰有其不同的病理基础和演变规律。冠心病之心衰常因冠脉阻塞或挛缩而出现胸痛发作,在辨证论治基础上,可酌加桂枝、降香、檀香、细辛等芳香温通之品。肺心病、心肌炎之心衰常因感受外邪诱发或加重,在辨证时要注重祛邪,可加疏风解毒之金银

花、连翘、板蓝根等。风心病之心衰多有风寒湿邪留伏,常酌加威灵仙、苍术、桑寄生等祛风除湿。对于肾功能不全所致心衰,治疗上首当治肾,补虚同时需注意祛邪、化浊、活血,辩证论治同时可酌加大黄、车前子等活血化浊药物。心衰易伴房颤,存在心源性血栓栓塞风险,可结合中药现代药理学研究成果,在辨证主方中辅以苦参、甘松、葶苈子等验效药定悸复律,水蛭、土鳖虫等虫类药破血逐瘀。

### (三)益气活血法贯穿心衰病治疗始终

心之气阳亏虚是心衰发生、进展及预后转归的决定性因素,为病之本。血瘀、水饮等标实证均源于气虚,"血管无气,必停留而为瘀",血脉瘀滞,"血不利则化为水",发为水肿。而水之行止,亦源于气的统帅。血瘀和气虚均会导致和加重水液代谢障碍,导致疾病进展。水饮、瘀血日久又进一步损伤心阳,而使虚者更虚,实者更实,形成恶性循环,因此气虚血瘀是贯穿疾病始终的核心病机,益气活血治疗亦需贯穿于心衰治疗全过程。

### (四)扶正不可忽略养阴

《黄帝内经》云:"年四十而阴气自半",心衰多发于中老年人,阴虚是该年龄段患者的常态。心生血,心气亏虚,无以奉心化赤;心脉瘀阻,瘀血不去则新血难生。另外在心衰治疗过程多用利水药物,进一步伤阴耗液。多种因素导致阴血不足,而临床阴虚之象容易被忽略。阴血为物质基础,阴阳互根互用,"善补阳者,必于阴中求阳,则阳得阴助而生化无穷",兼顾阴津是心阳得复的前提。

### (五)治心不可忽视胃气

《临证指南医案》指出:"有胃气则生,无胃气则死,此百病之大纲也"。脾胃为先天之本,胃气不仅是生命的始动力,也是生气强弱的外在表现。临床中,心衰患者因消化道瘀血水肿往往纳差,饮食减少,能量摄入不足,进一步加重心衰症状,形成恶性循环。从中医角度讲为心阳虚火不生土,导致脾阳不足,运化无力。因此在辨证论治同时,需加用健脾和胃消道之品。

### (六)治形莫忘治神

"心者,君主之官也,神明出焉",心脏病变多为身心病变,慢性心衰患者多合并有心源性焦虑,出现心神不宁、失眠等症状,焦虑失眠等负面情绪不仅影响患者生活质量,而且会加重心衰病情,提高死亡率。临床治疗中不能仅考虑减轻患者心衰症状,同时需调节患者心理及情绪。用药时可酌加合欢花、酸枣仁、柏子仁、龙骨、远志等安神之品,也可指导患者练习呼吸吐纳,调气安神。

### (七)养心育心,兼顾他脏

心衰的发生发展源于心主血脉功能障碍。因五脏为一有机整体,通过经脉相连,功能上又相辅相成,心脏疾病必然累及他脏。从心体本身入手,予以早期和长疗程的扶养、培育,可延缓心功能的降低和恶化,辨证用药基础上酌加黄芪、红景天、刺五加、桂枝等以补心气、资心阳。同时又需根据其他脏器受损情况,或健脾,或宣肺,或疏肝养肝,或补肾,不一而足,随证治之。

### (八)注意监测血压变化

临床中发现,心衰患者一旦出现血压偏低,且伴有纳差、口干、乏力等症状,往往预后不好。一方面是宗气不足,另一方面也是胃气衰败的变现。患者心功能差,动则气喘,又表现出气阴不足,此时利尿药物需要慎用,否则血压进一步下降,将进一步影响大脑及冠状动脉血液供应,出现急性心脑血管意外。

### (九)注意心脏的康复训练

心主血脉,血脉的流通首在于动。运动康复治疗虽然有加重心衰的风险,但适度的运动康复治疗对心衰患者的预后和生活治疗的改善是安全有益的,尤其是在射血分数保留的心衰患者中,运动康复治疗具有确切的疗效,可改善患者的运动耐力,延缓心功能恶化。同时患者在安全能耐受的情况下,可适当做一些传统的导引和调息动作,不仅能改善心功能,而且可以调畅情志,减轻心源性焦虑症状。

### (十)中医药逆转心肌重构的作用

心衰早期患者心衰症状不典型,部分处于缓解期的患者,其血流动力学异常虽不明显,但肾素血管紧张素醛固酮系统相关的心脏重构却在发展,这将直接导致心功能的恶化和预后的不良。所以心衰的治疗不应仅以症状改善为最终目标,当逆转心悸重构,改善心衰预后,降低死亡率。从中医角度而言,心室重塑乃正虚日久,邪气留滞,痰瘀互结,结久成积,深伏络脉所致,与心衰病程同步,但可早于心衰症状出现,故针对性治疗需适当前移并贯彻始终,中药中益气、养阴、活血、化痰、散结之品在准确辨证的基础上均被证实可不同程度地抑制神经体液系统的异常激活,阻断心室重塑。

### (十一)不可忽视清热解毒药物的抗心衰作用

心衰的治疗中一直强调气虚、阳虚、血瘀,治疗上以益气温阳、活血利水为主,往往容易忽视和忌讳清热解毒药物的应用。目前有学者指出心衰一定阶段存在热毒因素,经研究部分清热解毒药物存在治疗心衰有效的成分,而且临床实践中确实也发现,部分辨证为阳虚的患者经应用清热解毒为主的方剂治疗后,心衰好转稳定的情况。清热解毒药物在心衰治疗中的作用值得我们进一步研究。

## ▶▶ 五、典型医案 ●

**医案一**

余某,男,78岁,2022年5月11日初诊。

主诉:发作性心慌、气短、乏力5年,加重伴气喘1周。

5年前无明显诱因出现心慌、气短,活动后加重,休息后缓解,曾多次因病情加重在我院就诊,其间查心脏彩超提示全心增大,左室收缩功能减退。诊断为慢性心力衰竭、高血压病3级(极高危组)。经利尿、扩血管、降压、逆转心肌重构及中医益气活血、温阳利水等治疗好转出院。平素服用"螺内酯片、呋塞米片、替米沙坦片、芪苈强心胶囊"等药维持治疗,病情基本稳定。1周前,劳累后心慌气短加重,平卧及活动后胸闷气喘,下肢水肿,为求系统诊疗入住老年病区。入院症见:神志清,精神差,气短乏力,活动后及平卧时憋闷气喘,阵发心慌,腰腿发凉,下肢浮肿,纳差,失眠,大便不畅,小便量少。舌暗红略胖,苔白,脉细涩。查体:BP 133/80 mmHg,两肺听诊呼吸音粗,两下肺可闻及少量湿啰音及哮鸣音,心界增大,心音低,心率96次/min,双下肢轻度水肿。查胸部正位片:两肺纹理增粗,心影增大。NT-proBNP:15 460 pg/ml。

辨病诊断:心衰。

辨证诊断:心脾阳虚、血瘀水停。

治则:温阳健脾,活血利水。

方药:参附益心方加减。人参15 g,制附子15 g,桂枝15 g,丹参20 g,赤芍15 g,益母草30 g,泽泻15 g,猪苓15 g,肉苁蓉15 g,葶苈子12 g,砂仁9 g,炒内金15 g,大枣12 g。5剂,水煎服,每日1剂。

2022年5月17日二诊:患者动后气喘及下肢水肿减轻,能较前平卧,仍气短乏力,偶发心慌,腰及下肢发凉,纳差,二便尚可。舌淡暗,苔白,舌下脉络迂曲,脉沉细。患者心衰有改善,水肿减轻,饮食少,原方中减少利尿剂用量,加健胃消食之品。人参10 g,制附子10 g,桂枝15 g,丹参20 g,赤芍15 g,益母草30 g,泽泻15 g,焦神曲15 g,炒麦芽15 g,葶苈子12 g,肉苁蓉15 g,砂仁9 g,炒内金15 g,大枣12 g。5剂,水煎服,每日1剂。

2022年5月23日三诊:患者气短乏力及心慌明显改善,动后气喘减轻,能平卧,下肢水肿已不明显,饮食有增加,仍腰及下肢发凉,二便尚可。舌淡暗,苔白,舌下脉络迂曲,脉沉细。患者整体状态改善,治疗方案不变,腰中发凉,除脾肾阳虚因素外,考虑因瘀血阻络,前方中减少利尿剂用量,加健胃消食之品。人参10 g,制附子10 g,桂枝15 g,丹参20 g,赤芍15 g,益母草30 g,泽泻15 g,焦神曲15 g,炒麦芽15 g,葶苈子12 g,肉苁蓉15 g,川牛膝20 g,砂仁9 g,炒内金15 g,大枣12 g。5剂,水煎服,每日1剂。

按语:患者以气短、乏力、心悸、动后气喘为主症,结合既往心衰病史,心衰诊断明确。病因患者年事已高,脏腑亏虚,心功能下降。心脏舒缩的生理功能受到心气调节、心脏血脉状况及心阳影响。心气及心阳亏虚是心衰发病的重要原因。心气及心阳亏虚均影响心脏布散血液的生理功能,若心脏不能正常布散血液至周身,血行不畅则津液输布异常,溢于脉外而为水邪,水饮泛滥于肌肤则为水肿,水饮上凌心肺则发为心悸、气喘。心阳虚火不生土,导致脾阳不足,运化无力,出现纳差乏力。中医辨证为心脾阳虚、血瘀水停,于温阳健脾、活血利水治疗,方选参附益心方加减。服药后患者病情好转,仍纳差,予减少利水药物,增加健脾和胃药物,服后病情进一步好转,但腰及下肢发凉。发凉一方面因为阳气不足,另外不排除瘀血阻络因素,在原方基础上加怀牛膝引血下行。

**医案二**

李某,女,82 岁,2021 年 7 月 12 日初诊。

主诉:发作性心慌、气喘 7 年余,加重伴晕厥、抽搐 1 周。

患者冠心病、心衰病史 7 年余,每于活动量大后出现心慌、气喘,休息后缓解,曾多次因病情加重在我院住院,其间查心脏彩超提示全心增大,左室收缩功能减退。经利尿、扩血管、改善心肌代谢、逆转心肌重构及中医药治疗好转出院。平素服用"螺内酯片、呋塞米片、阿托伐他汀钙片、阿司匹林肠溶片、芪苈强心胶囊"等药维持治疗,心脏情况基本稳定。因皮层下动脉硬化性脑病,逐渐呈卧床状态。1 周前,无明显诱因心慌、气喘加重,伴短暂晕厥及肢体抽搐,为求系统诊疗入住老年病区。入院症见:神志清,精神差,面色萎黄有褐斑,卧床状态,诉气短乏力,阵发心慌气喘,自觉有气自少腹上冲至心胸,随之头晕、短暂意识丧失,伴肢体抽动,纳差,眠可,二便可。舌淡暗,苔薄白,脉沉细。查体:BP 130/65 mmHg,两肺听诊呼吸音粗,两下肺可闻及少量湿啰音,心界增大,心音低,心率 70 次/分,心律不齐,双下肢轻度水肿。查胸部正位片:两肺纹理增粗,心影增大。NT-proBNP 11 340 pg/ml。心电监护示:3 度房室传导阻滞,最长心脏停搏 11 秒,心率波动于 28～135 次/分间。结合患者相关检查,目前冠心病、心力衰竭、病态窦房结综合征诊断明确。建议患者植入起搏器治疗。患者家属考虑患者年事已高,手术风险大,要求先用中医药治疗。

辨病诊断:心衰。

辨证诊断:心脾阳虚、水饮凌心。

治则:温阳化饮。

方药:苓桂术甘汤加减。桂枝 30 g,茯苓 30 g,生白术 30 g,泽泻 20 g,泽兰 15 g,炙甘草 15 g。3 剂,水煎服,每日 1 剂。

2021 年 7 月 15 日二诊:患者心慌气喘较前减轻,心下悸动及头晕减轻,晕厥及抽搐减少,且时间减短,睡眠差,饮食及二便尚可。舌淡暗,苔薄白,脉沉细。患者病情有改善,效不更方,睡眠差,原方中加养心安神之品。桂枝 30 g,茯苓 30 g,生白术 30 g,泽泻 20 g,泽兰 15 g,炙甘草 15 g,合欢皮 20 g,紫石英 20 g。3 剂,水煎服,每日 1 剂。

2021 年 7 月 19 日三诊:患者静息下心慌气喘不明显,未再有心下悸动及头晕、晕厥发生,睡眠改善,仍有乏力气短,饮食及二便尚可。舌暗红,苔薄白,脉沉细。患者病情好转,以善后治疗为主,予健脾益心、活血利水方剂。党参 20 g,黄芪 20 g,炒白术 15 g,桂枝 12 g,赤芍 15 g,茯神 30 g,泽泻 12 g,焦神曲 15 g,炒麦芽 15 g,牛膝 20 g,紫石英 15 g,大枣 12 g。5 剂,水煎服,每日 1 剂。

按语:此患者病情复杂,除心衰之外,尚有病态窦房结综合征,在治疗心衰同时需兼顾心律问题。此类患者心律极不稳定,或极度缓慢及停搏,或者心动过速,治疗上控制心率及提高心率都不合适,提高心率虽能预防心动过缓及停搏所致晕厥,但可到时心动过速加重,控制心动过速将导致停搏加重。以西医治疗必须安装心脏起搏器,同时合用抗心律失常药物。

此患者面色萎黄有褐斑,脉沉细,乃脾虚有水湿之气。每次头晕及晕厥发作前自觉有气自上腹上冲心胸,随之头晕、晕厥发作,符合伤寒中苓桂术甘汤适应证。苓桂术甘汤首见于《伤寒论》第 67 条,原文为"伤寒,若吐、若下后,心下逆满,气上冲胸,起即头眩,脉沉紧,发汗则动经,身为阵阵摇者,茯苓桂枝白术甘草汤主之。"苓桂术甘汤由茯苓、桂枝、白术、甘草四味药组成,是温阳化饮、健脾渗湿的主要方剂,方中茯苓为君,健脾渗湿,祛痰化饮;桂枝为臣,既可温阳化饮,又能化气利水,且可平冲降逆。桂枝与茯苓相伍,温阳利水,阳气振奋则阴水得散,对于水饮滞留而偏寒者,实有温化渗利之妙用。湿源于脾,脾虚生湿,故佐白术健脾燥湿,助脾运化,俾脾阳健旺,则水湿自除,更佐甘草为使和中。四药合用,共奏温化痰饮健脾利湿之功。血不利则化为水,水饮之邪亦可影响血脉流通,方中加泽泻活血利水。心身一体,患者病情改善后睡眠差,考虑与阳气鼓动有关,方中加合欢皮养心安神、紫石英重镇安神兼补下元。

**医案三**

王某,男,68 岁,2022 年 10 月 21 日初诊。

主诉:咳痰气喘 5 d,加重伴憋闷、水肿 2 d。

患者半年来有活动后心慌、气短、乏力症状,静息后患者,一直未重视。5 d 前受凉后出现咳嗽发热症状,服用连花清瘟胶囊后不再发热,咳嗽加重,伴气喘,咳吐白痰,当地诊所予"感冒清片、头孢克肟片、氨溴索片"等药治疗,咳嗽不缓解,伴气喘、憋闷及下肢水肿,特来我院就诊。刻下症见:神志清,精神差,气短乏力,咳吐稀白痰,活动后及平卧时憋闷气喘,阵发心慌,下肢浮肿,纳差,失眠,小便量少,大便溏。舌淡暗有齿痕,苔白,脉弦滑。查体:BP 130/70 mmHg,两肺听诊呼吸音粗,两肺可闻及湿啰音及哮鸣音,心界增大,心音低,心率 94 次/min,双下肢轻度水肿。查胸部 CT:肺部感染,心影增大。NT-proBNP:17 360 pg/ml。

辨病诊断:心衰。

辨证诊断:肺脾两虚,痰饮阻肺证。

治则:补肺健脾,化痰祛湿。

方药:小青龙汤加减。麻黄 9 g,桂枝 15 g,干姜 6,细辛 5,法半夏 15 g,白芍 10 g,五味子 9 g,白术 15 g,茯苓 15 g,陈皮 12 g,枳壳 6 g,杏仁 12 g,甘草 5 g。5 剂,水煎服,每日 1 剂。

2022 年 10 月 27 日二诊:患者咳嗽咳痰及动后气喘明显减少,下肢水肿减轻,能较前平卧,仍气短乏力,偶发心慌,纳差,二便尚可。舌淡暗,苔白,舌下脉络迂曲,脉弦滑。患者病情改善,水肿减轻,饮食少,原方加健胃消食之品。炙麻黄9 g,桂枝15 g,干姜6,细辛5,法半夏15 g,白芍10 g,五味子9 g,白术15 g,茯苓20 g,陈皮12 g,枳壳6 g,杏仁12 g,甘草5 g,炒内金15 g,炒麦芽15 g。5剂,水煎服,每日1剂。

2022年11月3日三诊:患者咳痰气喘已不明显,无水肿,仍感气短,偶发心慌,饮食有增加,大便不成形,小便尚可。舌淡暗,苔白,舌下脉络迂曲,脉沉细滑。患者咳喘改善,水肿消失,标实已去,以补益正气为主,予保元汤加减服。人参10 g,熟地黄15 g,桂枝12 g,茯苓15 g,丹参10 g,赤芍12 g,泽泻12 g,焦神曲15 g,炒麦芽15 g,肉苁蓉15 g,川牛膝15 g,砂仁6 g,炒内金15 g,大枣12 g。5剂,水煎服,每日1剂。

按语:患者平素动后气短、乏力、心慌,存在心功能不全因素,心肺气虚。感受外寒,肺气失宣,咳痰发热,当宣肺散寒,但治疗失当,服用清热之品过多,寒邪稽留,阳气受损,痰饮内生,心衰加重。治疗上当宣肺解表、温阳化饮,方选小青龙汤加减。《伤寒论·辨太阳病脉证并治》:"伤寒表不解,心下有水气,干呕发热而咳,或渴,或利,或噎,或小便不利、少腹满,或喘者,小青龙汤主之。伤寒心下有水气,咳而微喘,发热不渴。服汤已渴者,此寒去欲解也。小青龙汤主之。"方中麻黄味微苦、辛,性温,为发汗解表、宣肺利尿、治疗肺气壅遏之要药,且其有效成分麻黄碱有强心作用;桂枝发汗解肌、化气行水,兼有平冲降逆强心之功;细辛外能祛风散寒、内能温肺化饮,其有效成分有解热、抑菌、抗炎、镇咳等作用;干姜长于温中散寒、温肺化饮;法半夏有燥湿化痰、降逆功效,其有效成分有止咳作用;五味子甘酸,性温,能敛肺止咳;白芍苦酸,能补肝养血敛阴。方中麻黄、桂枝配伍辛温泄卫,发汗解表力强,细辛、干姜配伍温肺阳化饮,又能加强麻黄、桂枝发散风寒的作用。杏仁、紫菀、前胡降气化痰止咳,半夏燥湿化痰。白芍、炙甘草酸甘护营,五味子收肺气定喘,三药一防肺气耗散,二缓麻黄、桂枝、干姜、细辛之刚猛。诸药共奏解表散寒、温肺化饮、止咳平喘之功效。"脾为生痰之源,肺为储痰之器",于小青龙汤方中加白术、茯苓以增强健脾化痰之功。憋闷明显,方中少加枳壳宽胸利器。急则治其标,缓则治起本,咳喘及水肿减轻后,以培元固本为主,予保元汤加减服,以善其后。临床治疗中需注意,不可一见到感染发热就大量应用清热解毒药物,导致寒邪内闭,病情迁延不愈。

**医案四**

李某,男,67岁,2021年11月12日初诊。

主诉:下肢水肿、乏力半年,加重伴憋闷、心慌3 d。

患者半年来间断下肢水肿且有乏力症状,一致未予系统诊疗,症状时轻时重。3 d前劳累后乏力及下肢水肿症状加重,且活动后及平卧时憋闷气喘,当地诊所予输液治疗,效果不明显,为求系统诊疗特来我院就诊。症见:神志清,精神差,周身乏力,活动及平卧时憋闷气喘,阵发心慌,下肢水肿,怕冷,纳差,失眠,小便量少,大便溏。舌淡暗有齿痕,苔白,脉沉滑。查体:BP 150/80 mmHg,两肺听诊呼吸音粗,两肺可闻及湿啰音,心界增大,心音低,心率89次/min,双下肢水肿。Cr 206 umol/L,Bun 10.7 mmol/L,NT-proBNP

11 250 pg/ml。

辨病诊断:心衰。

辨证诊断:脾肾阳虚证。

治则:健脾补肾,温阳利水。

方药:真武汤加减。黑顺片 15 g,炒白术 15 g,茯苓 30 g,干姜 6,细辛 5,法半夏 15 g,白芍 9 g,五味子 9 g,陈皮 12 g,泽兰 15 g,杏仁 12 g,甘草 5 g。5 剂,水煎服,每日 1 剂。

2021 年 11 月 17 日二诊:患者下肢水肿及气喘心慌减轻,能较前平卧,仍气短乏力,纳差,大便溏,小便尚可。舌淡暗,苔白,舌下脉络迂曲,脉弦滑。患者水肿及气喘减轻,原方加健脾消食之品。黑顺片 15 g,炒白术 15 g,茯苓 30 g,干姜 6 g,细辛 5 g,法半夏 15 g,白芍 10 g,五味子 9 g,陈皮 12 g,泽兰 15 g,杏仁 12 g,党参 15 g,炒内金 20 g,炒麦芽 15 g,甘草 6 g。5 剂,水煎服,每日 1 剂。

2021 年 11 月 23 日三诊:患者水肿及气喘已不明显,仍感乏力,偶发心慌,饮食有增加,二便尚可。舌淡暗,苔白,舌下脉络迂曲,脉沉细滑。患者气喘改善,水肿消失,以补益正气为主,予肾气丸合香砂六君子汤加减服。熟地黄 20 g,山茱萸 15 g,山药 15 g,丹参 10 g,赤芍 12 g,泽泻 12 g,桂枝 10 g,茯苓 15 g,炒白术 15 g,砂仁 6 g,焦神曲 15 g,炒麦芽 15 g,大枣 12 g。5 剂,水煎服,每日 1 剂。

按语:患者平素水肿,动后气短、乏力,存在肾功能不全因素,劳累过度,耗损心肾阳气。气虚无以推动血行,经脉瘀阻。阳虚不能温化,津液输布失常。治疗上当温阳化气、活血利水,方选真武汤加减。《伤寒论·辨太阳病脉证并治》:"太阳病,发汗,汗出不解,其人仍发热,心下悸,头眩,身𣊸动,振振欲擗地,真武汤主之。"真武汤为温阳利水名方,血不利则化为水,水邪阻滞经脉同样会导致瘀血,故于原方加泽兰以活血利水;肺为水之上源,原方之中加杏仁以宣肺气;肝主疏泄,条畅一身气机,方中加陈皮以疏肝行气兼和胃。二诊病情有改善,水肿及气喘减轻,饮食差,乏力,脾虚明显,加大健脾力度。三诊时病情趋于稳定,缓则治其本,予肾气丸合香砂六君子汤加减健脾补肾,以固其本。

## ▶▶ 参考文献

[1]陈梓欣.益气活血利水法对慢性心力衰竭能量代谢重构的作用及机制研究[D].广州中医药大学,2019.

# 失　眠

## ▶▶ 一、疾病概述 ●

　　失眠是患者对睡眠时间及睡眠质量不满意的一种睡眠障碍性疾病,临床主要表现为睡眠时间、深度不足。轻者入睡困难,寐而不酣,时寐时醒,或醒后不能再寐;重者彻夜不眠。近年来,随着人们生活方式的改变,社会竞争也日渐激烈,生活节奏越来越快,失眠的人数也越来越多。中国睡眠研究会的一项调查结果显示,每100个成年人中就有10到15个被诊断为失眠。失眠已经成为现代社会非常常见的一种疾病,其发病率高,复发率高,严重影响患者的生活。

　　失眠病因复杂,现代医学目前仍不能完全解释其病因及发病机制,目前我国治疗失眠还是以口服镇惊催眠类药物为主。口服镇静催眠类药物能够快速改善症状,但这些药物长期服用容易出现成瘾、耐药、停药反跳等副作用,有的药物还对肝肾功能有一定的影响,因此这些药物目前争议较大。而祖国传统医学对于失眠的研究已有几千年的历史,中医通过"整体观念"和"辨证论治",结合患者症状,调理阴阳,调和脏腑,以通过养心安神,疏肝理气,化痰祛瘀、滋阴养血等方法以安神助眠。

## ▶▶ 二、病因病机 ●

　　引起失眠的病因病机较为复杂,总的病机仍为阳盛阴衰,阴阳失衡,临床上将失眠的病因分为虚实两大类。虚症多因忧思伤脾,心血失养,伤心过度,或者老年人气血不足,血不养心,心神失养,或因平素心胆体虚,遇事易慌,心神不宁,善惊易恐,不能决断,或素来体虚,久病虚弱之人,肾阴耗伤,不能上济心火,则心火亢盛,或因情志过极,肝郁化火,心肾不交,热扰神明,发为失眠。实证多因平素喜食辛辣、温补之品,久蕴化火,心火上扰,或因情志不畅,肝失疏泄,郁而化火,火热炎上,上扰心神,或因思虑太过,忧思伤脾,脾失健运,聚湿生痰,或因久嗜酒肉肥甘厚腻之品,聚湿不化,演变为痰,痰湿上蒙清窍,扰乱神明,神不守舍,或因情志不畅,肝郁气滞,或者素体虚弱,脾气亏虚,气血运行不畅,瘀血阻滞,心脉受阻,而致不寐。

## ▶▶ 三、辨证论治

　　赵青春教授认为失眠一辨虚实,二辨脏腑,初期多属实证,日久耗气伤阴,转化为虚症,虚实夹杂的患者也比较多见。另外,失眠需根据病变的位置,辨证治疗,他认为失眠病位多在心肝脾,其他脏腑阴阳气血失调也会导致失眠,实证治疗当疏肝泻热,清火化痰,消食导滞,虚证治疗应补其不足,如益心健脾、滋阴养心、镇静安神等。故需结合各脏腑的病变特点,选用不同的方药。其中分布最多的是心脾两虚证,其次是肝火扰心证,痰热扰心证、心肾不交证和气滞血瘀证在临床也较常见。

## ▶▶ 四、临证体会

　　赵青春教授临床上治疗失眠多从脏腑辨证,认为失眠的主要病变脏腑在心,与肝、脾、肾关系密切,与胃、肺、胆也有一定关联。他认为失眠病位多在心肝脾,心主血脉,是推动气血循行的关键,是生命活动的基础,心脾失养、失血不调是失眠的常见病机,因此临床上治疗失眠多以益心健脾,疏肝解郁,养血安神为主。在赵青春教授临床上失眠证型中,分布最多的是心脾两虚证,其次,肝郁化火型、肝火扰心证、气滞血瘀证在临床也较常见。赵青春教授临床上善于运用归脾汤、柴胡加龙骨牡蛎汤、百合地黄汤、四逆散、黄连温胆汤、血府逐瘀汤等治疗失眠。

　　心脾两虚证在临床上最为常见,赵青春教授在临床上治疗心脾两虚型失眠多加入党参、黄芪、龙眼肉等以益气养心安神,失眠的病位在心,中医学认为心藏神,五脏六腑之大主,统管人体的精神、意识、神志等活动。心主神明,心神正常的运行需要心脉的滋养,心血不足或者心血瘀阻,则会出现心神不宁,另外,脾为后天之本,"心主血脉"需要依靠脾脏的正常运化,脾气虚弱,则水谷精微运化不足,气血化生无源,不能滋养心神,就会导致失眠,因此临床上心脾两虚常同时并见。心脾两虚证的病机主要为,脾为气血生化之源,主运化、升清,气机升降的枢纽,心五行属火,脾五行属土,火为土之母,母病则会传子,子病会令母虚,所以当全身血脉运行不畅,气血生成不足,气机升降失调,精微物质无法借助脾气上奉于心,最终导致全身脏腑失其所濡,神失其所养而致失眠。心脾两虚型失眠在失眠的人群中比较常见,当今社会,生活压力骤增,长期忧思紧张,易因过度思虑而伤及气血,心阴耗伤,脾气虚损,终致阳不入阴,而致失眠。患者如以脾胃虚弱为主,虚加用健脾和胃的药物,如党参、陈皮、白术、茯苓等药物。

　　肝郁化火型、肝火扰心型失眠临床上也较常见,柴胡加龙骨牡蛎汤治疗肝郁化火型失眠效果显著,该方主要治疗发狂、癫痫、心悸、梦游、不寐等病症,该方有两大病机特点:①有"肝郁"表现,患者多有忧思多虑,平素性格内向、孤僻等特点;②有"热"的表现,患者多伴有面红,烦躁,口干口渴,苔白腻或者黄腻,舌红少津,脉数或滑等表现;《伤寒论》107条原文:"伤寒八九日,下之,胸满烦惊,小便不利,谵语,一身尽重,不可转侧者,柴胡加龙骨牡蛎汤主之"。这里是指太阳病日久误下后出现的病症,"胸满"多为邪入少阳经脉,经气不利的表现,所以方中用柴胡以和解少阳。

赵青春教授常用百合固金汤治疗肝火扰心型失眠,临床上取得很好的效果。肝属木,心属火,在五行中为母子关系。当肝火旺盛时,会母病及子,此外心主血、肝藏血,心气充沛,血液充盈,离不开肝脏的储藏血液和疏泄作用,肝血充盈,才能制约肝阳,疏泄有度,气机调达,气血和调,才能促进心行血的正常运行。所以对于肝火扰心证的治疗有两个方面,一方面可以依据"实则泻其子"的思想泻心,用栀子、连翘清泻心火,也可以清过亢的肝火,如龙胆泻肝汤,常用药龙胆草、黄芩、栀子、连翘等;另一方面,可以用百合地黄汤滋养肝阴,从而制约肝火,该证型用百合地黄汤和四逆散主要通过养肝安神和疏肝安神法以达到治疗失眠的作用。赵青春教授也常合用四逆散疏肝理气,赵青春教授认为疾病发生之理基于阴阳而归结到气血,气血之于形体,无处不到,病不论在脏腑、经络、皮肉、筋骨,皆不离气血,故治疗时需理气疏肝养血。

另外,对于失眠日久的患者,常有"郁"和"瘀"交错共存为特点,具体发病病机,主要因长期的情志不舒。肝失疏泄,气机郁滞,日久则由气入血,从气滞到血瘀的演变,最终导致气血不能上养心脉,心神失养,形成气滞血瘀证。从而形成"肝郁—失眠—血瘀"的逐渐演变规律,进一步发展会形成气郁,即我们平素所说的郁证。对于这类患者,首先要理气疏肝,疏通气血,令其调达,以致平和,四逆散重在疏肝理气,调和肝脾,理气和血,血府逐瘀汤重在活血祛瘀,养血安神。临床上两方常合用于气滞血瘀型失眠患者。对于瘀血失眠的患者,需注意观察患者面色及舌脉,特别是面部有色素沉着,有黄褐斑的患者,另外,有的患者有典型的两侧胁肋部疼痛,推荐可应用血府逐瘀汤,但这个方也不能长期用,长时间运用会消耗人体正气,可合用归脾汤或者酸枣仁汤,以顾护人体正气。赵青春教授也根据自己的临床经验,制定了院内协定方——益心健脾丸,临床效果显著。

现代社会,人们生活压力较大,失眠患者也越来越多,女性患者多于男性,已婚人群多于未婚人群,失眠多发生于中老年人群,女性患者肝郁化火、心脾两虚证型较多见。女性患者因情志因素,特别是50岁左右绝经期的女性,易产生情志不畅,肝失疏泄,气机郁结,肝郁化火,病久易耗气伤阴,心血不足,心脾两虚,造成失眠。男性患者多以痰热内扰为主,男性患者多有摄食肥甘厚味,不良的烟酒习惯,更容易造成痰热内扰,脾虚湿盛,而致失眠。

赵青春教授治疗失眠中养心安神药物应用广泛,常用药物有首乌藤、茯神、远志、酸枣仁。对于大部分失眠患者,多合并肝郁不舒的表现,特别是对于中年女性,大部分合并有肝气不舒,气血瘀滞,治疗上以疏肝理气,活血通络为主,常用中药柴胡、木香、香附、郁金、白芍、枳实、赤芍、当归、益母草等药物以疏肝理气,活血化瘀,对于一些阴虚阳亢的患者,会加入龙骨、牡蛎、珍珠母等药物以平肝潜阳,滋阴养血以安神,对于久病肝郁化火的患者,会加入百合、生地以养阴清热,临床上取得了很好的效果。

在赵青春教授临床上治疗失眠的频次较高的药物有酸枣仁、远志、柴胡、白芍、茯苓、当归、川芎、甘草、石菖蒲、龙骨、牡蛎、合欢皮。酸枣仁味甘、酸、平,入心肝胆经,为养心安神之要药,该药具有养心阴、益肝血、安神志之功效,常用于心失所养,心阴亏虚所导致的失眠。《名医别录》中记载酸枣仁有"主心烦不得眠"之功效,常与茯苓、知母、川芎、甘草同用,具有养心安神、清心除烦、补血调肝的作用,用于治疗肝血不足、虚热上扰而引发的"虚劳虚烦不得眠",即《金匮要略》中的酸枣仁汤。大剂量应用酸枣仁在治疗一些长期顽固性失眠或者重症失眠患者能获奇效,酸枣仁的剂量一般 15 ~ 60 g,可与柏子仁、白芍等共用。远志其性善宣泄通达,既能开心气而宁心安神,又能通肾气而强志不忘,为交通心肾、安定神智之佳品。远志一般用量为 10 ~ 12 g。柴胡、白芍配伍使用白芍的酸敛之性可制约柴胡的辛散,而用柴胡之辛散又可佐白芍之酸敛。与川芎、香附等同用,可疏肝理气,活血散郁,主治肝失疏泄,气机郁阻所致的情志不畅、失眠、胸胁胀满等症,即柴胡疏肝散加减;与当归、白芍、茯苓、白术等相配伍治疗肝郁血虚、脾失健运之神疲乏力、失眠、纳差、胸胁疼痛、脉弦而虚者,即逍遥散加减。现代临床中,柴胡、白芍配伍多用于治疗抑郁等精神类疾病。柴胡一般用量 10 ~ 15 g,白芍一般用量为 10 ~ 15 g。以上治疗失眠的药物中,甘、苦、辛味药物运用较多,其中补虚类、清热类、安神类药物使用最多,其中频次最高的前 5 个药对分别是酸枣仁-茯神,半夏-陈皮,甘草-酸枣仁,当归-酸枣仁,半夏-茯苓。其中归脾汤、二陈汤、温胆汤、酸枣仁汤等方剂治疗不寐较多。茯神性味甘、淡、平,归心、肺、脾肾经,为抱松木之根生者,开心益智,能养精神,按魂魄,补心气。半夏、甘草、茯苓、陈皮也为排名靠前的几味中药,这几味中药实际是二陈汤的加减,对于痰饮内阻型不寐皆可运用此方加减。半夏为临床治疗失眠常用药材,可以交通阴阳而治失眠,清代吴鞠通论半夏有"一两降逆,二两安眠"之言,有医家主张半夏治疗失眠时用量一般在 30 g 以上有效。

## ▶▶ 五、典型医案

**医案一**

李某,女,56 岁,2021 年 4 月 20 日就诊。

主诉:睡眠差、四肢乏力疲倦 2 年余。

患者近 2 年睡眠不佳,每天睡 3 ~ 5 h,多梦易醒,伴精神欠佳,四肢乏力疲倦,心慌、心悸,纳差,面色萎黄,长期口服阿普唑仑片,大便稀溏,舌质暗红,苔薄白,脉沉细。

辨病诊断:不寐。

辨证诊断:心脾两虚证。

治法:益心健脾为主。

方药:归脾汤加减。人参 10 g,白术 15 g,黄芪 15 g,茯神 15 g,当归 15 g,远志 12 g,炒酸枣仁 12 g,龙眼肉 12 g,炙甘草 10 g,木香 12 g,大枣 9 g,柏子仁 10 g。7 剂,1 剂/d,水煎至 400 mL,早晚各 200 mL,温服。

2021 年 4 月 28 日二诊:睡眠稍改善,每天睡 4 ~ 5 h,四肢乏力疲倦减轻,仍有心慌、心悸,多梦易醒,精神欠佳,大便稀溏,舌质暗红,苔薄白,脉沉细。在远方基础上加黄连 12 g,肉桂 6 g 以交通心肾,予以继续 7 剂服用。

2021 年 5 月 6 日三诊:患者每晚可睡 5 h 以上,心慌、心悸改善,易醒次数减少,大便成形,继续予以上方服用7付。随访睡眠已基本正常。

按语:不寐的发生与思虑过度及情志等因素有关,与心、脾等脏腑关系密切,心主血,心主神明,脾为生血之源,心脾两虚,气血不足,机体阴阳失衡,引发失眠。归脾汤出自《严氏济生方》,主治心脾两虚之健忘、怔忡、失眠。明薛立斋《校注妇人良方》在原方中增加了当归、远志两味药,后世一直以此为原方应用临床。黄芪性微温,味甘,归脾、肺经。具有补气健脾,益卫固表,升阳举陷之功效。有研究表明,黄芪能提高机体免疫功能,抗肿瘤,具有抗衰老、抗氧化、改善免疫功能等作用。龙眼肉性温,味甘,归心、脾经。具有养血安神,补益心脾之功效,二者共为君药。朱厚名等对具有焦虑样行为的大鼠给予龙眼肉提取物治疗,发现其具有减少大鼠焦虑行为的作用。由此可见,龙眼在某种程度上可起到一定镇静安神的作用。党参性平,味甘、微苦,归肺、脾、心经。具有补脾益气,利水燥湿之功效。党参也具有保护胃肠道、增强造血功能、调节血压、降血脂、抗氧化、抗肿瘤、抗疲劳、保护神经、抗菌、抗炎等功效,在临床上运用十分广泛。白术具有补气健脾,利水渗湿之功效。白术素有“补气健脾第一要药”的美称,可体现在对胃肠道和免疫系统具有多种影响等方面。现代药理研究表明,白术不仅能够促进肠道黏膜溃疡和伤口愈合,还可以调节胃肠道内的菌群,因此具有改善胃肠道功能的作用;同时白术具有调节免疫系统功能的作用,可提高机体免疫力,因此可用于癌症及各种炎症疾病的治疗,以及治疗类风湿性关节炎等免疫系统疾病和糖尿病等内分泌疾病。自古酸枣仁就有“主心烦不得眠”之说,因此在焦虑与失眠的临床治疗中被广为应用。茯神性平,味甘、淡,归心、脾、肾经。具有淡渗利水、养心宁神之功效。茯神镇静催眠的作用强于茯苓。当归性温,味甘、辛。归心、肝、脾经。具有补血活血,调经止痛,通便润肠之功效。当归素有“补血圣药”之美称。远志,性温,味苦、辛,归心、肺、肾经。具有益智安神,消痈散肿,豁痰通窍之功效。根据《神农本草经》记载,远志可以补虚、去邪、利九窍、增智力,还可使耳聪目明、意志与力量加强。有研究表明,远志的醋酸乙酯提取物能减少试验小鼠的各项行动次数,同时提高了小鼠的入睡率、增加了小鼠的睡眠时间,因此考虑远志具有抑制中枢神经系统功能的作用。木香性温,味辛、苦,归脾、胃、大肠、胆、三焦经。具有健脾行气,消食,止痛之功效。根据《本草求真》中记载,木香作为三焦气分的重要药物,具有宽中下气的作用。甘草性平,味甘。归脾、肺、心、胃经。具有补气健脾,调和诸药,和中缓急止痛,止咳化痰,清热解毒之功效。本品补益脾气之力较为缓和,大多作为辅助药用,正如《本草正》所言能“助参芪成气虚之功”。大枣性温,味甘,归心、脾、胃经。具有养心安神,益气补血之功效。《神农本草经》言其能“安中养脾”。生姜性温,味辛,归脾、肺、胃经。具有温胃止呕,解表祛寒,温肺止咳之功效。本品解表功效较弱,本方中与大枣和用,起调和营卫之功。该方配伍严谨,主要用于治疗心脾两虚证,全方以补益气血,调摄心脾为主治,全方合用,可起到补益心脾,养心安神等作用,气血相合阳能入阴,阴平阳秘则失眠、心悸、健忘等症状自去。

现代医学对于归脾汤的研究主要考虑对丘脑-垂体-肾上腺轴、神经递质、炎症因子等的调节。姚自强等发现归脾汤辨证治疗可以有效地改善患者失眠健忘、头晕、食少纳呆等中医证候,提高睡眠及生活质量,还能有效地改善患者的心理状态,减少抑郁情绪的出现。庄秀梅等应用归脾汤加减联合右佐匹克隆治疗失眠,研究发现联合归脾汤治疗失眠可以有效改善患者的主观睡眠质量及睡眠持续时间,提高睡眠习惯率,有效缓解白天功能紊乱,且不良反应少,安全性高。

**医案二**

王某,女,38岁,离异,2021年11月7日就诊。

主诉:反复失眠1年余。

患者近1年反复失眠,每晚入睡较困难,醒后难以再入睡,每晚休息3~5 h,乏力气短,头晕,心烦,两胁肋部疼痛,多梦,易紧张,纳可,大便稍干,小便可,舌质红,苔薄黄,脉象弦数。

辨病诊断:不寐。

辨证诊断:肝郁化火型。

治法:疏肝解郁,调和阴阳。

方药:柴胡加龙骨牡蛎汤加减。醋北柴胡20 g,黄芩12 g,生龙骨30 g(先煎),生牡蛎30 g(先煎),茯神20 g,党参10 g,白芍15 g,远志12 g,夜交藤20 g,合欢皮15 g,酸枣仁20 g,柏子仁15 g。7剂,1剂/d,水煎至400 mL,早晚各200 mL,温服。

2021年11月15日二诊:入睡困难较前改善,仍有易醒,每晚可醒2~3次,但醒后可继续入睡,每晚休息约5 h,多梦,乏力气短改善,仍有头晕、心烦口干,两胁肋部疼痛减轻,易紧张,纳可,二便一般,舌质红,苔薄黄,脉象弦数。在原方基础上加黄连12 g,知母15 g,香附15 g,予以7剂继续服用。

2021年11月23日三诊:目前症状已明显改善,入睡后易醒次数较前减少,可在30 min之内入睡,每天睡眠时长可达5 h以上,头晕、心烦口干改善。予以7剂继续服用。

四诊:后电话随访,睡眠已基本改善。

按语:柴胡加龙骨牡蛎汤属于张仲景《伤寒论》中治疗失眠的经典方剂,该方主要病机为肝气郁滞,阴阳失和,患者多因平素情志失常,思虑过度,导滞肝郁化火,内扰心神,阴阳失衡,发为本病。方中柴胡为主药,和解少阳经脉,黄芩清少阳腑热,与黄芩配伍,和解少阳,清热疏肝,共调三焦枢机,方中柴胡剂量大于黄芩,以体现疏肝解郁的功效。龙骨甘涩平,入肝胆经,可平肝潜阳、重镇安神,牡蛎咸涩微寒,入心肾经,降胆气敛心神,煅用长于敛涩,化胸胁痰水停留,又可固摄阴阳,使之阴平阳秘。牡蛎、龙骨常相须为用,两药同用,可增强安神定魄之效。龙骨和牡蛎临床上常为药对使用,可使功效互补,协同增效。张锡纯在《医学衷中参西录》中强调:"龙骨入肝以安魂,牡蛎入肺以定魄。魂魄者心神之左辅右弼也"。药理研究表明龙骨、牡蛎均具有镇静抗抑郁、提高机体免疫力的作用。党参、白芍补益脾胃,益气养阴,远志、首乌藤引药入经,助眠安神,合欢皮疏肝理气,大便干结,予以酸枣仁、柏子仁安神定眠的同时,也可以润肠通便,宁心安神。

目前机制研究表明柴胡加龙骨牡蛎汤能通过改善氧化应激损伤及神经递质释放,调节神经内分泌系统,参与神经元再生和凋亡,促进骨髓间充质干细胞动员,抑制血小板活化,上调脑源性神经营养因子等多途径,有效改善患者负性情绪、中医证候积分等。张勇用柴胡加龙骨牡蛎汤治疗不寐证,明显优于对照西药硝西泮片,随访 1 个月,发现柴胡加龙骨牡蛎汤改善睡眠的远期疗效明显优于单纯安眠药治疗。王斌等基于仲景柴胡方证理论,运用柴胡加龙骨牡蛎汤治疗抑郁症所致失眠症,治疗组总有效率为 87.5%,较对照组 72.5% 疗效有显著提高。

**医案三**

张某,男,42 岁,2022 年 7 月 7 日就诊。

主诉:反复失眠 5 年余。

患者近 5 年反复出现夜间惊醒,惊醒后再难入睡,经常心慌、心悸、害怕,自觉肢体困倦,全身无力,每晚需服用阿普唑仑片后可入睡 2~3 h,平素喜食肥甘厚味,大便干结,小便可,舌质红,苔黄腻,脉滑数。既往有高血压病史 3 年余,平素服用"氨氯地平片 5 mg qd"控制血压,自诉平素血压控制在 140/90 mmHg。

辨病诊断:不寐。

辨证诊断:痰热扰心型。

治法:燥湿化痰,清心安神。

方药:黄连温胆汤加减。黄连 10 g,清半夏 12 g,竹茹 12 g,陈皮 12 g,炒枳实 12 g,茯苓 15 g,白术 15 g,远志 12 g,夜交藤 20 g。珍珠母 20 g(先煎),生龙骨 30 g(先煎),生牡蛎 30 g(先煎),生姜 3 片,大枣 3 枚,7 剂,1 剂/d,水煎至 400 mL,早晚各 200 mL,温服。

2022 年 7 月 16 日二诊:夜间仍有惊醒,频次减少,仍有心慌、心悸,害怕,肢体困倦、全身无力较前有所改善,大便干结,小便可,舌质红,苔黄腻,脉滑数。在原方基础上加柏子仁 20 g,郁金 12 g,予以 7 剂继续服用。

2022 年 7 月 24 日三诊:目前每晚惊醒次数明显减少,每晚可休息 3~4 h,心慌、心悸症状较前有所改善,肢体困倦、全身无力较前有所改善,二便可,舌质红,苔黄腻,脉滑。予以 7 剂继续服用。

按语:黄连温胆汤出自《六因条辨》,其组方包括黄连、半夏、竹茹、陈皮、茯苓、枳实、大枣、甘草。该方具有良好的清热祛痰之效,在临床上治疗痰热扰心型失眠效果显著。方中黄连为君药,其味苦性寒,入心、脾、胃、大肠经,善清上焦、中焦之湿热,半夏为臣药,其味辛,性温,归脾、胃、肺经,长于燥湿化痰,兼降逆消痞散结,两药相配,一苦一辛,辛开苦降,一寒一温,寒温并用,加强清热化痰、调畅气机之效,但脾胃虚寒之人,需要注意黄连的用量,不宜过大,以免伤及脾胃,导致腹泻。竹茹药性甘,微寒,归肺、胃、心、胆经。既能清热化痰,有可清胆除烦,陈皮、炒枳实两药均有理气健脾行气的作用,使得气顺痰消,以达到"治痰先治气,气顺痰自消"之效。茯苓、白术为健脾利湿药物,辅以大枣、生姜以调和脾胃,预防辛燥伤阴,杜绝生痰之源。龙骨、牡蛎调和阴阳,珍珠母平肝潜阳,镇心安神,远志、夜交藤养血安神,患者反复出现易惊醒,心慌、心悸,害怕,二诊中加用柏子仁20 g,柏子仁甘能补,平偏凉,入心、肾经,一方面可补阴血以养心安神,善治虚烦不眠。另一方面,可治阴血亏虚之肠燥便秘,以润肠通便。患者平素易惊,害怕,在原方基础上加郁金12 g疏肝理气。

痰热扰心证型的形成一方面是饮食的原因,平素饮食不节,嗜食肥甘厚味等滋腻之品,久则食积不运,宿食内停,酿湿生痰,痰热上扰心神;另一方面,长期精神刺激,或压力过大,忧思伤脾,思则气结,郁而化火,火邪煎灼,炼液成痰,痰热内扰于心;还有与外感温热、湿热之邪,灼液为痰,痰热内扰心神,心神不安则神无所主,发为本病;朱丹溪比较重视痰邪为病,他认为痰邪导致失眠的重要原因。《景岳全书》言:"痰火扰乱,心神不宁,思虑过伤,火积痰郁而致失眠者多矣。"该证型以温胆汤治疗,以清心泻火,化痰安中,和胃化湿,《备急千金要方》中指出温胆汤的适应证为:"大病后虚烦不得寐,此胆寒故也,宜服温胆汤"。

现代药理学研究结果表明,黄连温胆汤在降血脂、降血糖、抗炎等方面具有显著作用,其作用同中医治法中的清热、燥湿、化痰等相似。相关研究发现黄连温胆汤具有抗炎的作用,在治疗失眠方面,其作用机制可能与黄酮类化合物或炎症因子等有关。名老中医符为民教授通过临床经验总结发现黄连温胆汤不仅可以有效治疗痰热扰心型失眠,而且还可以显著改善痰热型抑郁症患者的症状。

**医案四**

全某,女,36岁,2022年12月5日就诊。

主诉:反复失眠2年余。

患者近2年因工作原因,反复失眠,每晚上床到入睡需要2 h,睡后易醒,喜欢趴下睡觉,每晚约睡眠3~5 h,白天头痛、头晕,精神欠佳,严重影响生活和工作,心烦易怒,善叹息,自觉两侧胁肋部疼痛,面部有黄褐斑,舌质瘀暗,苔薄白,脉细涩。

辨病诊断:不寐。

辨证诊断:气滞血瘀型。

治法:疏肝解郁,活血化瘀。

方药:血府逐瘀汤合四逆散加减。桃仁12 g,红花12 g,当归15 g,生地黄15 g,茯神20 g,川芎12 g,牛膝15 g,远志12 g,醋北柴胡12 g,赤芍20 g,炒枳壳12 g,炙甘草10 g,夜交藤20 g。7剂,1剂/d,水煎至400 mL,早晚各200 mL,温服。

2022年12月13日二诊:患者自觉头痛、头晕症状较前改善,两侧胁肋部疼痛减轻,睡眠减轻不明显,仍有入睡困难,易醒,面部有黄褐斑,舌质瘀暗,苔薄白,脉细涩,结合患者基本情况,在原方基础上加酸枣仁15 g养心安神,香附15 g疏肝理气,予以7剂继续服用。

2022年12月21日三诊:最近3 d开始觉得睡眠明显改善,每晚可入睡4 h以上,惊醒次数明显减少,头痛、头晕减轻,精神较前改善,两侧胁肋部疼痛较前好转,面部黄褐斑有所改善,后继续服用药物治疗。

按语:血府逐瘀汤出自清代王清任的《医林改错》,目前被广泛应用于临床各病,《素问·调经论》中记载:"血气不和,百病乃变化而生。"气血运行不畅,就会导致各种疾病,王清任就很重视血液运行,他认为治病的关键,在于气血,无论外感、内伤,疾病开始的阶段,不能伤及脏腑、筋骨,不能伤及皮肉,主要在于气血所伤。他主张诸病之因,皆由血瘀,认为气血异常,阻碍气机,导致脏腑功能紊乱。在《医林改错》中记载道:"不寐一证乃气血凝滞""夜寐梦多,是血瘀",认为血瘀是导致不寐的病机之一。古代医家对血瘀的认识开始于先秦两汉时期,在《黄帝内经》中最早记载有"恶血""留血""脉不通""血著"等,也有记载,情志内伤、饮食、外伤、年老体虚等均可导致血瘀,《内经》曰"脉道以通,血气乃行"。东汉张仲景在《金匮要略》中首次提出"瘀血"的名称,提出了治疗血瘀证的诸多治法。

血府逐瘀汤是王清任在前面各位医家的基础上的延伸,方中桃仁、红花活血行滞,两者同为君药,常以药对出现,桃仁为破血祛瘀之要药,与红花联用,共入心肝血分,共行活血化瘀之效。当归补血养血,以防止活血太过以伤阴血,生地清热凉血,川芎辛温,归心肝经,辛香走窜,为血中之气药,能上行头目,下降血海,具有活血行气之功效。牛膝入肝肾经,既能祛瘀活血通经,又能引诸药下行,通利血脉。夜交藤养血安神,远志味甘平,安神宁心,善镇惊悸,现代药理学研究也证实,远志能镇静催眠、抗抑郁、保护心脑血管等广泛的药理作用。

四逆散出自《伤寒论》条文:"少阴病,四逆,其人或咳或悸,或小便不利,或腹中痛或泄利下重者,四逆散主之"。四逆散由柴胡、芍药、甘草、枳实等四味药组成。柴胡性平,味苦,入肝胆经,其性轻清升散,有疏肝条达之效。芍药味苦,性平,补血养阴,养肝血,芍药分为赤芍和白芍两种,四逆散中组方使用的是白芍,但本医案因合并血瘀,故用赤芍以达到养血活血之功效。枳实味苦,性寒,散结理气,可助柴胡调畅气机,又可助白芍调理气血。综合全方,柴胡和芍药,一气一血,一散一收,共奏宣畅气血郁滞,调畅气机之效。

赵青春教授认为气滞血瘀型失眠常以"郁"和"瘀"交错共存为特点,一般从"肝郁—失眠—血瘀"的逐渐演变规律,进一步发展会形成气郁,对于这类患者,需理气疏肝,疏通气血,令其调达,以致平和。

**医案五**

李某,女,56岁,2021年8月18日就诊。

主诉:反复失眠1年余,加重10 d。

患者近1年无明显诱因出现反复失眠,易惊醒,睡觉不踏实,多梦,心情烦躁,易出汗,手足心热,善叹息,伴头晕,精神欠佳。2年前行冠脉支架植入术,高血压病史2年有余。就诊时见面色潮红,大便干,小便可,舌质红,苔薄白,脉弦细。

辨病诊断:不寐。

辨证诊断:肝火扰心型。

治法:滋阴养血,疏肝理气。

方药:百合地黄汤合四逆散加减。百合30 g,生地黄30 g,赤芍20 g,川芎12 g,炒酸枣仁30 g,醋柴胡10 g,炒枳壳10 g,炙甘草10 g,桔梗6 g,怀牛膝20 g,合欢皮20 g,夜交藤20 g。生龙骨30 g(先煎),生牡蛎30 g(先煎),生姜3 片,大枣3 枚,5 剂,1 剂/d,水煎至400 mL,早晚各200 mL,温服。

2021 年8 月24 日二诊:自觉睡眠较前好转,出汗、手足心热较前好转,头晕较前减轻,诉仍有心情烦躁,气短、胸闷,在原方基础上加郁金15 g,瓜蒌15 g,予以7 剂继续服用。

2021 年9 月2 日三诊:患者自觉睡眠较前明显改善,无明显出汗、头晕,气短、胸闷较强减轻,上方加减继续服用月余,症状基本消除。

按语:百合地黄汤为养阴清热剂,源于张仲景的《金匮要略·百合狐惑阴阳毒病脉证治》"百合病,不经汗、吐、下,病形如初者,百合地黄汤主之","上以水洗百合,渍一宿,当白沫出,出其水,更以泉水二升,煎取一升,去滓,内地黄汁,煎取一升五合,分温再服。中病,勿更服,大便当如漆。"详细记录了百合地黄汤的用药组方、服用方法及主治病症,百合性甘、寒,归心肺经,有养阴润肺的功效,百合始载于《神农本草经》,其中论述"百合主治邪气腹胀心痛,利大小便,补中益气。"《本草述》论及百合"在益气而兼之利气,在养正而更能去邪"。现代药理显示:百合中的百合皂苷有抗抑郁药的主要成分,百合水提物有镇静催眠的作用。地黄味甘苦、寒,归心、肝、肾经,有清热生津,滋阴养血的作用,《药性论》谓生地黄"能补虚损,温中下气,通血脉",百合和生地合用,入心经,具有滋阴养心,安神定眠之功效,对阴虚内热、心火扰心有良好的治疗效果。两者合用能养阴补虚又不碍邪,正气得充,方能驱邪外出。

现代有研究证实,百合地黄汤加减可以治疗抑郁症、失眠、更年期综合征等神经疾病,对肿瘤、甲状腺疾病也有一定的疗效。龙骨、牡蛎有镇静安神的效果,炒酸枣仁、夜交藤有安神养心,怀牛膝补益肝肾,引药下行,合欢皮、郁金加强疏肝理气之效,桔梗宣畅气机。方中赤芍、川芎养血行气活血,方中醋柴胡、炒枳壳、炙甘草、赤芍为四逆散组方,赵青春教授认为,疾病发生之理,是基于阴阳而归结到气血,气血之于形体,无处不到,病不论在脏腑、经络、皮肉、筋骨,皆不离气血,故治疗时需理气疏肝养血。全方合用,共奏滋阴养肝,宁心安神之效。

**医案六**

黄某,女,39 岁,2020 年12 月2 日就诊。

主诉:反复失眠、心慌2 年余,加重1 个月。

患者2 年前因生意投资失败,经常出现入睡困难,每晚需60 ~ 120 min 入睡,易惊醒,时有心慌、烦躁,精神较差,自行服用"右佐匹克隆片"可入睡;1 个月前因家庭变故,失眠症状较前逐渐加重,每晚口服右佐匹克隆片仍不能入睡,重时彻夜难眠,伴小便干结,小便可,舌质暗红,苔薄白,脉弦细。入院时查心电图示:窦性心律,心率78 次/min。BP

120/80 mmHg。辨病诊断:不寐。

辨证诊断:心血不足兼肝气郁滞证。

治法:养心安神,疏肝解郁。

方药:酸枣仁汤合四逆散加减。炒酸枣仁20 g,茯苓20 g,知母15 g,川芎15 g,炙甘草6 g,当归12 g,白芍12 g,醋北柴胡12 g,香附12 g,郁金12 g,炒枳实15 g。7剂,1剂/d,水煎至400 mL,早晚各200 mL,温服。

2020年12月10日二诊:服上药7剂后,心慌、烦躁明显好转,易惊较前改善,大便尚可,未见干结,舌质暗红,苔薄白,脉弦细。但仍有入睡较难,在原方基础上加夜交藤20 g,取7剂,水煎服,每日1剂,早晚分服。

2020年12月17日三诊:服上药7剂后,心慌、烦躁基本消失,易醒改善,入睡时间可缩短至40 min内,就诊时BP 110/70 mmHg;心率:72次/min。守上方继服,取7剂,水煎服,每日1剂,早晚分服。

按语:患者素日生意投资失败后,精神压力过大,久则肝郁不舒,瘀血阻脉,心血不足,心失所养,日久则心阴不足,心肾不安,故烦躁失眠,张仲景在《金匮要略》中写道:"虚劳虚烦不得眠,酸枣仁汤主之。"酸枣仁性平,味甘酸,入心、肝经,具有补血养肝、益心安神的作用。《本草经集注》曰:主治心腹寒热,烦心不得眠,脐上下痛,血转、久泄,虚汗、烦渴,补中,益肝气,坚筋大骨,助阴气。茯苓味甘、淡,性平,归心、脾、肾经,具有利水渗湿、健脾和胃,宁心安神;知母味苦、甘,性寒,归肺、胃、肾经,有清热润燥除烦之功效,共助君药安神除烦之功;川芎味辛,性温,入肝、胆、心包经,其性走而不守,被称为血中气药,与酸枣仁配伍,一酸收一辛散,以达到行气活血、祛风止痛的功效。炙甘草味甘性平,入脾、胃经,调和诸药。方中醋北柴胡、白芍、炒枳实、炙甘草为四逆散的加减,又加用香附、郁金以起到疏肝理气之功效,香附有调理气血,疏肝解郁,通达十二经络,活血利水;炒枳实宽胸理气、疏肝解郁。以上诸药,共奏养心安神,疏肝解郁之功效。

酸枣仁汤可以改善海马区神经炎症、神经元损伤和突触损伤及神经元凋亡。有研究人员予以酸枣仁汤治疗经过睡眠剥夺组大鼠,发现IL-1β和TNFα表达水平降低,大鼠海马神经元排列规则度与酸枣仁汤的剂量成正比,提示酸枣仁汤能有效抑制神经炎症,减轻睡眠剥夺引起的神经损伤。现代医学对酸枣仁的化学成分、药理作用以及不良反应等也进行了大量的研究,发现酸枣仁汤能有效发挥镇静催眠、保护心肌细胞、抗动脉粥样硬化、降血压、降血脂、改善血液流变学以及加强学习记忆能力等作用,因此具有广阔的应用前景。

## ▶▶ 参考文献

[1]中国睡眠研究会.中国失眠症诊断和治疗指南[J].中华医学志,2017,97(24):1844-1856.

[2]朱厚名,宗鑫,陈欣宇,等.龙眼肉提取物对酒精戒断诱导的大鼠焦虑样行为研究[J].国际医药卫生导报,2019(21):3529-3532.

［3］王涵,林红强,谭静,等.党参药理作用及临床应用研究进展［J］.世界最新医学信息文摘,2019,19(7):21-22,24.

［4］文莉,舒成仁.远志醋酸乙酯提取成分的镇静催眠作用［J］.医药导报,2006(10):998-999.

［5］姚自强,陈绍云,朱石莲.归脾汤辨证治疗气血两虚型失眠症患者疗效及对PSQ20I、ISI及WHOQOL-BREF评分的影响［J］.四川中医,2018,36(8):130-132.

［6］庄秀梅,王全周.归脾汤加减联合右佐匹克隆对失眠患者PSQI评分及夜间觉醒次数的影响［J］.中国医学创新,2021,18(8):92-95.

［7］张永玲,范文涛.张锡纯应用龙骨、牡蛎药对经验［J］.长春中医药大学学报,2019,35(5):869-871.

［8］SMEJKA T.,HENRY A. L,WHEATLEY C,et al. A qualitative examination of the usability of a digital cognitive behavioral therapy for insomnia program after stroke［J］. Brain Inj,2022,36(2):124.

［9］张勇.柴胡加龙骨牡蛎汤加减治疗不寐肝郁化火证临床观察［J］.北京中医药,2010,29(7):527-528.

［10］王斌,张谈,裘磊,等.基于仲景柴胡方证理论运用柴胡加龙骨牡蛎汤治疗失眠的临床研究［J］.中华中医药学刊,2016,34(6):1430-1433.

［11］李雨庭,范琳琳,袁茵,等.黄连温胆汤药理作用及临床应用研究进展［J］.中医药学报,2018,46(2):115-119.

［12］雷励飞,韩冠先,关东升,等.基于网络药理学探讨黄连温胆汤治疗失眠的机制［J］.中国疗养医学,2021,30(10):1013-1018.

［13］黄玥,陈炯华.浅析黄连温胆汤在痰热型抑郁症、失眠中的应用［J］.保健文汇,2018(9):198-199.

［14］马柯,张洪秀,董振飞,等.百合地黄汤治疗抑郁症的研究进展［J］.中成药,2019,4:874-878.

［15］吴东南,刘玲,郭丽珍,等.酸枣仁汤抑制神经炎症减轻睡眠剥夺大鼠海马神经损伤的研究［J］.湖北中医药大学学报,2021,23(1):10-14.

［16］MILLER MA. The role of sleep and sleep disorders in the development,diagnosis,and management of neurocognitive disorders［J］.Front Neurol,2015,6:224.

# 头 痛

## ▶▶ 一、疾病概述

中医学对头痛的认识由来已久,头痛一证首载于《黄帝内经》,在《素问·风论篇》中称之为"首风""脑风"。张仲景在《伤寒杂病论》中论述了太阳、阳明、少阳、厥阴病头痛的见症,创立头痛分经论治雏形,并将理、法、方、药贯穿一线,这充分体现了中医辨证论治的思维。李东垣在《东恒十书》中将头痛分为外感和内伤两类,并根据病机和症状的不同,将头痛分为伤寒头痛、湿热头痛、偏头痛、真头痛、气虚头痛、血虚头痛、气血俱虚头痛、厥逆头痛等,并补充了太阴头痛和少阴头痛。朱丹溪在《丹溪心法·头痛》中还有痰厥头痛和气滞头痛的记载,并提出:"如不愈,各加引经药,太阳川芎,阳明白芷,少阳柴胡,太阴苍术,少阴细辛,厥阴吴茱萸",使药达病所,至今仍被广泛应用于临床。明·《古今医统大全·头痛大法分内外之因》对头痛病进行总结说:"头痛自内而致者,气血痰饮、五脏气郁之病,东垣论气虚、血虚、痰厥头痛之类是也;自外而致者,风寒暑湿之病,仲景伤寒、东垣六经之类是也。"

## ▶▶ 二、病因病机

《黄帝内经》对头痛的论述较为详尽,提出了头痛的病名,指出头痛的病因病机不外乎外感、内伤两端,风、寒、湿、热等邪气内侵,脏腑功能失调,皆可导致头痛,为后世诊治头痛奠定了坚实的理论基础。由外感而引发的头痛,《黄帝内经》中论述颇多,如《素问·奇病论篇》:"犯大寒,内至骨髓,髓者以脑为主,脑逆故令头痛。"外邪上扰清空,壅滞经络,络脉不通,头为诸阳之会,手足三阳经皆上循头面,所谓"伤于风者,上先受之""高颠之上,唯风可到"。外感头痛以风邪为主,"风为百病之长"、六淫之首,常挟寒、湿、热邪上袭。且多兼夹他邪,如寒、湿、热等。若风邪夹寒邪,凝滞血脉,络脉不通,不通则痛;若风邪夹热,风热炎上,清空被扰,而发头痛;若风夹湿邪,阻遏阳气,蒙蔽清窍,可致头痛。其病机如《医碥·头痛》所说:"六淫外邪,惟风寒湿三者最能郁遏阳气,火暑燥三者皆属热,受其热则汗泄,非有风寒湿袭之,不为害也。然热甚亦气壅脉满,而为痛矣"。对于内伤头痛,《黄帝内经》亦有所论述,如《素问·至真要大论篇》:"少阳司天,火淫所胜,则温气流行,金政不平。民病头痛,发热恶寒而疟。"内伤头痛之病机多与肝、脾、肾三脏的功能失调密切相关。脑为髓海,依赖于肝肾精血和脾胃精微物质的充养。头痛因于肝者,长期精神紧张忧郁,肝气郁结,肝失疏泄,络脉失于条达拘急而头痛;或因肝失疏泄,气郁化火,阳亢火升,上扰头窍而致;或因肝肾阴虚,肝阳偏亢而致。头痛因于肾者,多因房劳过度,或禀赋不足,使肾精久亏,无以生髓,髓海空虚,发为头痛。头痛因于脾者,或因脾虚化源不足,气血亏虚,清阳不升,头窍失养而致头痛;饮食不节素嗜肥甘厚味,暴饮暴食,或劳伤脾胃,以致脾阳不振,脾不能运化转输水津,聚而痰湿内生,以致清阳不升,浊阴下降,清窍为痰湿所蒙;或痰阻脑脉,痰瘀痹阻,气血不畅,均可致脑失清阳、精血之充,脉络失养而痛。若因外伤或久病入络,气血凝滞,络脉不通,亦可发为瘀血头痛。综上所述,不外外感与内伤两类。病位虽在头,但与肝脾肾密切相关。风、火、痰、瘀、虚为致病之主要因素。邪阻脉络,清窍不利;精血不足,脑失所养,为头痛之基本病机。

## ▶▶ 三、辨证论治

六经辨证,张仲景在《伤寒杂病论》中论述了太阳、阳明、少阳、厥阴病头痛的见症,创立头痛分经论治雏形,后世医家逐步完善,形成比较符合临床的六经辨证治疗头痛的理论体系。

### (一)太阳头痛

太阳头痛主要见于前额、巅顶、枕部疼痛连及项、背,或由项连肩。

风寒、风热外感常见,邪气阻滞太阳经脉;亦可见内伤为病者。外感内伤皆可致病,但以内伤为主;属实者居多。

1.经脉不利:头痛以枕颈部为主,痛连巅顶、前额,或牵连头侧,或颈枕部拘紧或酸痛,连及颞额,或伴肩背不适,舌质淡红,苔薄白,脉弦或紧。

治法:疏利太阳经脉,通络止痛。

方药:葛根汤加天麻、川芎、姜黄、天南星、当归。

2.瘀血证:头痛项强,或痛连肩背手臂,经久不已,颈部压痛,舌质暗或紫,或暗红,苔薄白,脉弦细或细涩。

治法:活血化瘀,疏经通络。

方药:葛根汤加当归、红花、丹参、羌活,或桂枝茯苓丸加味。

3.湿热证:头痛头重,颈项不舒,胸满恶心,舌质红,苔黄腻,脉滑或濡。

治法:清热化湿,疏经通络。

方药:麻黄连翘赤小豆汤加生薏苡仁、土茯苓等。

4.风寒证:头痛起病较急,其痛如破,连及项背,恶风畏寒,遇风尤剧,口不渴,苔薄白,脉多浮紧。

治法:疏风散寒,通络止痛。

方药:麻黄汤、桂枝汤、葛根汤、桂枝加葛根汤加味。

5. 风热证:头痛而胀,甚则头痛如裂,发热或恶风,口渴欲饮,面红目赤,便秘溲黄,舌红苔黄,脉浮数。

治法:疏风清热,通络止痛。

方药:葛根汤去麻黄、桂枝,加桑叶、菊花、僵蚕、蝉蜕或升麻葛根汤、桑菊饮。或用选奇汤,《伤寒大白·头痛》谓"此治太阳风热头痛之方。"

6. 风湿证:头痛如裹,肢体困重,胸闷纳呆,小便不利,大便或溏,苔白腻,脉濡滑。

治法:疏风通络,化湿止痛。

方药:方用麻黄杏仁薏苡甘草汤、麻黄加术汤。

### (二)阳明头痛

头痛部位以前额、面颊、眉棱骨常见,或痛连齿龈,或颜面疼。

外感多热结或为寒凝;内伤多积热、湿热、胃火、热毒、酒毒。

1. 阳明湿热:头痛身重,胸脘痞闷,溲赤闭涩,口中黏腻,舌质红,苔黄腻,脉滑数或濡数。

治法:清热利湿,和中止痛。

方药:伴脘痞者用半夏泻心汤;大便不爽者用葛根芩连汤加味。湿热久结者用陈茶芽煎。

2. 寒滞阳明经脉:头痛以前额、面颊为主,或见眉棱骨痛,遇风寒加重或诱发,舌质淡,苔薄白,脉弦或紧。

治法:疏风散寒,疏通阳明经脉。

方药:方用选奇汤。《丹溪心法·眉眶痛》选奇方"治眉骨痛不可忍,大有效。"

3. 阳明蕴热上蒸:头痛头胀,心烦面赤,口干或渴,胃脘不适,舌质红,舌苔黄,脉滑。

治法:清泻胃热,通络止痛。

方药:方用白虎加白芷汤(《卫生宝鉴》卷九),或白虎葛根汤(知母、石膏、葛根、白芷。《伤寒大白》)。热病后期,热伤气阴,余热未尽,头痛口渴,气短心烦,舌质红,舌苔黄,脉虚数,用竹叶石膏汤。

4. 胃火上攻:颜面剧痛阵阵发作,其痛难忍,面赤灼热,口干口臭,溲赤便结,或鼻塞涕黄黏浊,舌质红,苔黄,脉滑数。舌质红,苔黄,脉滑数。

治法:清胃泻火,通络止痛。

方药:清胃散,重用升麻,加生石膏、知母、天麻、葛根、僵蚕。鼻塞涕黄黏浊,加白芷、蒲公英、败酱草等。

5. 阳明热结气壅:头痛面赤,口干口渴,心烦口臭,大便闭结,舌质红,舌苔黄或黄燥,脉滑数。

治法:清胃泻热,降气导浊。

方药:方用承气汤类方或防风通圣丸。

### (三)少阳头痛

疼痛以头侧为主,可连及耳、目外眦。外感以风热为主,内伤则多肝胆气郁、化火或湿热壅滞。实证、热证多见。

1. 少阳郁热(郁火):头痛以两太阳穴为主,或连耳目,胀痛并见,或见眩晕,口干口苦,舌质红,苔薄黄,脉弦。

治法:疏利少阳,清散郁火。

方药:小柴胡汤去半夏、人参,加钩藤、天麻、僵蚕、桑叶、菊花、连翘。

2. 少阳气郁:头痛头胀,痛在两颞,时作时止,或游走不定,或痛连枕颈,舌质淡红,苔薄白,脉弦或弦细。

治法:和解少阳,疏郁散结。

方药:方用柴胡桂枝汤。

3. 少阳热结气壅:头痛胀痛,太阳穴尤甚,心烦口苦,大便不畅,舌质红,苔黄,脉弦或弦数。

治法:疏解少阳,畅达气机。

方药:方用大柴胡汤。

### (四)太阴头痛

头痛部位不定,或全头痛,或局部疼痛。《灵枢·经脉》:"脾足太阴之脉……入腹属脾络胃,上膈,挟咽,连舌本,散舌下……"

内伤为主:常见饮食所伤、劳役无度、久病失血等;或因情志内伤,肝木乘脾,运化失司,湿聚生痰。虚实兼见,以虚为主。虚证多见气血亏虚或清阳不升;实证则以痰湿、湿热、痰热、痰浊为主。

1. 痰厥头痛:头痛昏蒙,胸脘满闷,呕恶痰涎,舌胖大有齿痕,苔白腻,脉沉弦或沉滑。

治法:健脾和中,化痰降浊。

方药:半夏白术天麻汤(《兰室秘藏》),或芎辛导痰汤(《奇效良方》)。痰郁化热,痰热上蒙之头痛,用加味二陈汤(《医方考》)。

2. 气虚头痛:头痛而晕,心悸不宁,遇劳则重,自汗,气短,畏风,神疲乏力,面色㿠白,舌淡苔薄白,脉沉细而弱。

治法:益气健脾,升达清阳。

方药:顺气和中汤(《卫生宝鉴》黄芪、人参、甘草、白术、陈皮、当归、升麻、柴胡、细辛、蔓荆子、川芎)。

3. 气虚血瘀:枕部疼痛,经久不愈,反复发作,时轻时重,痛连项背,固着不移,舌质淡暗,苔薄白,脉弱。

治法:益气升清,活血化瘀。

方药:清阳汤(《脾胃论》)。

4.气虚络痹:头痛反复发作,日久不愈,时作时止,伴见头目昏沉,精神疲惫,面色不华,舌质淡,苔薄白,脉细弱。

治法:益气健脾,补虚通络。

方药:黄芪桂枝五物汤(黄芪、桂枝、白芍、生姜、大枣)加当归、葛根、党参、仙灵脾、炙甘草。

### (五)少阴头痛

部位不定,以全头痛多见。足之阴经虽不行于头,却皆循于面,而"挟舌本"。如《灵枢·经脉》说:"肾足少阴之脉……其直者,从肾上贯肝膈,入肺中,循喉咙,挟舌本……"少阴精血不足,不能生髓充脑,则脑髓空虚;阳气亏虚,既易感受寒邪,复不能温养清窍。以精血不足,阳气亏虚为基本病机变化。

1.肾阴不足:头痛眩晕,腰膝酸软,耳鸣少寐,心烦失眠,口燥咽干,面色潮红,手足心热,舌红少苔,脉弦细数。

治法:滋阴补肾。

方药:杞菊地黄丸加味,天麻、桑叶、黑芝麻。

2.肾精亏虚:头痛而空,或兼眩晕,腰痛酸软,神疲乏力,健忘头昏,耳鸣少寐,舌淡红,苔少,脉沉细无力。

治法:补肾填精,生髓荣脑。

方药:加味左归饮(《医学从众录》,在左归饮基础上重用肉苁蓉,少佐川芎、细辛)。

3.肾气亏虚:头痛而空,每兼眩晕,腰痛酸软,神疲健忘,阳痿遗精,经闭带下,耳鸣少寐,舌淡红,苔少,脉沉细无力。

治法:补益肾气,填精生髓。

方药:大补元煎加味。

4.肾阳不足:头空痛,手足不温,腰膝酸软,精神疲惫,或见眩晕,舌质淡,苔薄白,脉沉细无力。

治法:温补肾阳,益气生精。

方药:右归丸。

5.阳虚感寒:头痛经久不愈,时作时止,恶风畏寒,面白肢冷,舌质淡胖,苔薄白润,脉沉细。

治法:温阳补虚,散寒止痛。

方药:麻黄细辛附子汤加川芎、生姜。

### (六)厥阴头痛

部位巅顶、颜面疼痛多见,或全头痛,或头痛部位不定。《灵枢·经脉》曰:"肝足厥阴之脉,起于大指丛毛之际,……上贯膈,布胁助,循喉咙之后,上入颃颡,连目系,上出额,与督脉会于巅;其支者,从目系下颊里,环唇内……"《丹溪心法十二经见证》足厥阴肝经见证有"头痛"。情志伤肝,导致气郁、化火、气滞血瘀,阳亢风动;或久病虚寒。虚实兼见。

1. 肝气郁结:头痛头胀,痛无定处,情绪不宁,或见胸部满闷,胁肋胀痛,脘闷嗳气,不思饮食,大便不调,舌淡红,苔薄腻,脉弦。

治法:疏肝解郁,利气止痛。

方药:四逆散合香茗散(《鲁府禁方》香附子、川芎、细茶。水煎温服)加天麻、天南星、白蒺藜。

2. 肝郁化火:头胀头痛,性情急躁易怒,胸胁胀满,口苦而干,或头痛、目赤、耳鸣,或嘈杂吞酸,大便秘结,舌质红,苔黄,脉弦数。

治法:疏肝解郁,清热泻火。

方药:白头翁汤合栀子豉汤加天麻、川芎、僵蚕、白蒺藜、生白芍;伤阴则用白头翁加甘草阿胶汤加枸杞、菊花。

3. 气滞血瘀:头痛经久不愈,痛处固定,性情急躁,失眠健忘,或胸胁疼痛,舌质紫暗,或有瘀点、瘀斑,脉弦或涩。

治法:疏肝理气,活血止痛。

方药:通窍活血汤加天麻、菊花、旋覆花、姜黄。

4. 肝阳上亢:头胀痛而眩,面红面赤,心烦易怒,胁痛,夜眠不宁,口苦,舌红苔薄黄,脉弦有力。

治法:平肝潜阳,降逆止痛。方用天麻钩藤饮或滋生青阳汤。

5. 肝经风火:颜面阵痛,面颊有烧灼感,痛连齿目,突发突止,作止无时,烦躁不安,耳鸣口苦,舌质红,苔黄,脉弦数。

治法:清肝泻火,疏风止痛。

方药:羚羊角汤(羚羊角粉、蝉蜕、夏枯草、薄荷、生地、菊花、石决明、天麻、白头翁)。

6. 血虚头痛:头痛,或伴头晕目眩,胁痛,或惊惕不安,妇女月经不调甚则闭经,面色不华,舌质淡,脉弦细或细涩。

治法:养血柔肝,缓急止痛。

方药:加味四物汤合四神散(《丹溪心法·眉眶痛》"治妇人血风,眩晕头痛",用四神散。菊花、当归、旋覆花、荆芥穗),加天麻、僵蚕。血虚受寒用当归四逆汤,寒甚用当归四逆汤加吴茱萸生姜汤。

7. 肝寒上犯:颠顶头痛,干呕,吐涎,甚则四肢厥冷,舌淡红,苔白,脉弦。

治法:暖肝散寒,温经止痛。

方药:吴茱萸汤。

## ▶▶ 四、临证体会

赵青春教授善于总结古人经验,从六经辨证论治头痛,临床取得明显疗效,获得患者一致认可。太阳头痛,恶风,脉浮紧,川芎、羌活、独活、麻黄之类为主,赵青春教授常把太阳头痛分为三型,风寒证,风热证及风湿证,风寒证头痛起病较急,其痛如破,连及项背,恶风畏寒,遇风尤剧,口不渴,苔薄白,脉多浮紧,治疗多采用疏风散寒,通络止痛之法,方药以麻黄汤、桂枝汤、葛根汤、桂枝加葛根汤加味。风热证头痛而胀,甚则头痛如裂,发热或恶风,口渴欲饮,面红目赤,便秘溲黄,舌红苔黄,脉浮数,多采用疏风清热,通络止痛之法,方选葛根汤去麻黄、桂枝,加桑叶、菊花、僵蚕、蝉蜕或升麻葛根汤、桑菊饮。风湿证头痛如裹,肢体困重,胸闷纳呆,小便不利,大便或溏,苔白腻,脉濡滑,多采用疏风通络,化湿止痛之法,方选麻黄杏仁薏苡甘草汤、麻黄加术汤。少阳头痛常辨证为少阳郁火及少阳热结证,少阳郁火头痛以两太阳穴为主,或连耳目,胀痛并见,或见眩晕,口干口苦,舌质红,苔薄黄,脉弦,常采用疏利少阳,清散郁火之法,方选小柴胡汤去半夏、人参,加钩藤、天麻、僵蚕、桑叶、连翘。少阳热结气壅证见头痛胀痛,太阳穴尤甚,心烦口苦,大便不畅,舌质红,苔黄,脉弦或弦数。以疏解少阳,畅达气机为常用治法,方用大柴胡汤加减。赵青春教授把阳明头痛多分为阳明湿热证及阳明热结气壅证,阳明湿热证见头痛身重,胸脘痞闷,溲赤闭涩,口中黏腻,舌质红,苔黄腻,脉滑数或濡数,以清热利湿,和中止痛为主要治法,方选夏泻心汤或者葛根芩连汤加味。阳明热结气壅证,见头痛面赤,口干口渴,心烦口臭,大便闭结,舌质红,舌苔黄或黄燥,脉滑数,以清胃泻热,降气导浊为主要治法,方用承气汤类方或防风通圣丸。赵青春教授认为太阴头痛,必有痰,苍术、半夏、南星为主,常把太阴头痛分为两型,包括痰厥头痛和气虚血瘀头痛,前者以头痛昏蒙,胸脘满闷,呕恶痰涎,舌胖大有齿痕,苔白腻,脉沉弦或沉滑。以健脾和中,化痰降浊为主要治法,方选半夏白术天麻汤,后者常见枕部疼痛,经久不愈,反复发作,时轻时重,痛连项背,固着不移,舌质淡暗,苔薄白,脉弱,以益气升清,活血化瘀为主要治法,方选清阳汤加减。少阴头痛,头空痛,手足不温,腰膝酸软,精神疲惫,或见眩晕,舌质淡,苔薄白,脉沉细无力,多以附子、肉桂、菟丝子、鹿角胶、枸杞子、淫羊藿补肾之品,厥阴头痛,以巅顶、颜面疼痛多见,或全头痛,或头痛部位不定。肝足厥阴之脉,起于大指丛毛之际,上贯膈,布胁肋,循喉咙之后,上入颃颡,连目系,上出额,与督脉会于巅;其支者,从目系下颊里,环唇内。《丹溪心法十二经见证》足厥阴肝经见证有"头痛",赵青春教授认为厥阴头痛多由情志伤肝,导致气郁、化火、气滞血瘀,阳亢风动;或久病虚寒,故虚实兼见,治疗多以醋柴胡、枳壳、白芍疏肝理气或吴茱萸、人参、生姜大枣暖肝散寒之品。

## ▶▶ 五、典型医案 ●

**医案一**

张某,男,55岁,2018年7月14日初诊。

主诉:间断头部胀痛6年加重3 d。

患者6年前出现头部发胀如裹,以午后为甚。自觉面部发热,两颊、口周拘紧,经多方治疗效果不佳。近日来头面部胀痛、热感,晨起即作,口干不欲饮,口黏腻,自觉流口水,纳可,大便干燥、一行,寐安。平素喜饮茶。诊见下眼睑肿胀,双目乏神,舌胖边有齿痕、舌质暗、苔腻而厚,脉沉涩。

辨病诊断:头痛。

辨证诊断:太阳头痛,风湿证。

治法:祛风胜湿止痛。

方药:茯苓 30 g,生白术 15 g,泽泻 18 g,黄芩 12 g,羌活 10 g,蔓荆子 10 g,荷叶 12 g,天麻 10 g,藿梗后下、苏梗后下各 10 g,炒白蒺藜 12 g,炒杏仁 9 g,炒薏苡仁 20 g,佩兰后下 10 g,砂仁后下 10 g,厚朴花 12 g,防风 10 g,川牛膝 15 g,生姜 3 片为引。14 剂,水煎服。

2018 年 7 月 28 日二诊,服药后头胀痛明显减轻,面部发热亦退,仍有面部发紧,口黏,舌胖、质黯、苔腻,脉沉细。既见效机,上方出入,原方去黄芩,加苍术 10 g,14 剂,水煎服。茶饮方继用 14 剂。药后随访,头胀痛基本消失,嘱其续饮茶饮方善后。

按语:金代李东垣将头痛分为外感、内伤两种,主张根据不同脏腑经脉循行而分经用药。《兰室秘藏·头痛门》对六经受寒头痛的用药进行了系统的论述:"太阳头痛,恶风,脉浮紧,川芎、羌活、独活、麻黄之类为主;少阳经头痛,脉弦细,往来寒热,柴胡为主;阳明头痛,自汗,发热,恶寒,脉浮缓长实者,升麻、葛根、石膏、白芷为主;太阴头痛,必有痰……苍术、半夏、南星为主……"若感受风湿之邪,侵及头部,致头部清阳不展,气血运行受阻,亦可发生头痛。由于湿为阴霾之邪,其性重浊,湿邪伤人,往往伤及整个头部,故证候特点为头痛如裹,伴有肢体沉重、食少便溏等。治疗当以疏风祛湿、芳香化浊为法。《素问·生气通天论》云:"因于湿,首如裹。"本案患者,头胀痛有年,就诊时正值暑季,伴两颊、口周拘紧、口干不欲饮,口黏腻,舌胖、苔腻,为外有风邪、内有湿浊之象,故以疏风祛湿、芳香化浊为法。方中羌活、防风、蔓荆子疏风胜湿、清利头目;荷叶、藿梗、苏梗、苏叶、佩兰化湿理气、芳香化浊;白术、炒薏苡仁健脾祛湿;茯苓、泽泻、玉米须、杏仁宣肺降气、通调水道;生姜散湿和胃;黄芩清热利湿;天麻、炒白蒺藜平肝息风;更以牛膝引血下行。方中融化湿、散湿、利湿、清湿热诸法于一炉,调理涉及肺、脾胃、肝、三焦诸脏腑,辨证着眼于整体,使内外之湿尽去,外风散、肝风息则头痛缓解。

医案二

张某,女,32 岁,2018 年 11 月 12 日初诊。

主诉:间断头痛 2 月。

患者 2 个月前因生气出现头痛,自后颈部攻顶作痛,以两侧太阳穴及巅顶为甚,伴恶心欲呕,失眠健忘,倦怠乏力,右下肢膝关节以下凉痛。进一步询问月事提前,经量中等,近 2 个月白带量多色黄,臭秽难闻。舌尖红、苔薄黄,脉弦滑。

辨病诊断:头痛。

辨证诊断:阳明头痛,阳明湿热。

治法:健脾升阳,清热平肝,除湿止带。

方药:完带汤合萆薢分清饮(《医学心悟》)加减。当归 12 g,川芎 15 g,夏枯草 15 g,炒山药 15 g,炒苍术 10 g,炒白术 12 g,土茯苓 15 g,炒芥穗 6 g,黄柏 6 g,生龙骨(先煎)20 g,生牡蛎(先煎)20 g,车前子包12 g,醋香附10 g,陈皮10 g。7剂,水煎服。

2018年11月19日二诊:药后头痛减轻,睡眠明显改善,带下色黄而臭秽之气味亦减轻,唯深呼吸时感头痛、颈痛,右下肢仍凉痛。已见效机,继宗前法,上方去醋香附、陈皮,改黄柏10 g、车前子包15 g,加桑寄生15 g。增强清热除湿、益肾止带之力,续进14剂,带下止,头痛愈。

按语:脾胃居中焦,脾气主升,胃气主降,为人体气机升降之枢纽,升降有序,气机调畅,人即安康;如当升不升,当降不降,甚至升降悖逆,诸症丛生。在调理脾胃时重视升降药物的运用,常以羌活、防风、升麻、柴胡、荷叶、荷梗、葛根等合健脾益气之品以升脾阳;而用半夏、陈皮、枳实、藿香、苏梗、厚朴、厚朴花、旋覆花等芳香化湿、行气导滞以降胃浊;若兼便秘者,酌加少量大黄,冀其腑气一通,浊气自降;湿热下注者,则宜苍术、黄柏、薏苡仁、泽泻等清热利湿。肺主一身之气,司宣发肃降,肺的功能正常与否,对脾胃的升降具有直接影响。肺气宣发,脾气得升;肺气清肃,胃气得降,糟粕才能排出体外,故调气机升降又常加杏仁、枇杷叶、桔梗、苏子、苏梗、旋覆花等宣降肺气之品。其次,肝胆与脾胃关系密切,肝胆司少阳升发、主疏泄条达,脾胃的运化升降有赖于肝胆的升发疏泄,只有肝疏泄条达,则脾胃升降宜、纳化常,即"土得木而达"是也。因此,在调理脾胃的同时,酌加调肝之品,以防肝木克土、横逆犯胃,实寓景岳"治五脏以安脾胃"之意。调肝常选柴胡、醋香附、玫瑰花、香橼皮、佛手等性味平和、微辛流动之味,疏肝而不伤阴,理气而不破气。

**医案三**

李某,男,45岁,2020年7月15日初诊。

主诉:头痛2年。

2年来经常出现头痛,以两侧太阳穴为主,左轻右重,多言、劳累、吸烟及生气后加重,平素心情烦躁,胃脘痞满,情绪变化时加重,声音嘶哑,腰酸早泄,纳眠可,大便调,小便黄,舌质紫黯,苔白腻,脉沉弦小滑。

辨病诊断:头痛。

辨证诊断:少阳头痛,少阳热结气壅。

治法:疏肝和胃,清化痰瘀。

方药:姜半夏10 g,茯苓20 g,炒苍术12 g,荷叶10 g,炒枳壳12 g,太子参20 g,柴胡12 g,菊花10 g,僵蚕8 g,蝉蜕10 g,炒白蒺藜12 g,胆南星6 g,郁金10 g,川芎15 g,当归12 g,川牛膝12 g,炒焦三仙各12 g。14剂,水煎服。

2020年7月29日二诊:服上药3剂后,两太阳穴疼痛明显减轻,但又反复,心烦急躁,烘热汗出,脘腹痞满,偶泛酸,五心烦热,双目胀痛,视物模糊,颈项酸痛,腰酸早泄,入睡困难,梦多眠浅,口干喜冷饮,舌质黯紫、苔薄白燥,脉弦。上方去荷叶、炒三仙、苍术、枳壳,加青蒿12 g、黄芩10 g、厚朴12 g、炒白术12 g、炒枳实15 g,生姜3片为引,14剂,水煎服。

2020年8月12日三诊:药后头痛、乏力症减,汗多,活动加重,心烦易怒,喜冷饮,夜寐早醒,纳可,大便正常,舌质紫黯、苔黄白腻,脉弦滑。治以清肝温胆,宁心安神。处方:菊花10 g,钩藤后下15 g,夏枯草15 g,蝉蜕10 g,白芍12 g,丹参12 g,麦冬10 g,竹茹12 g,清半夏10 g,小麦20 g,茯苓18 g,炒枳实15 g,胆南星8 g,生龙骨(先煎)30 g,生牡蛎(先煎)30 g。14剂,水煎服。药后随访未复发。

**按语:**头为诸阳之会,五脏六腑之气血皆上注于头。若气血充盈,升降正常,外无非时之感,内无气血之乱,焉有头痛之疾?若六淫之邪外袭,或脏腑功能紊乱,肝胆、脾胃升降失调,内生痰浊、瘀血,可致经脉痹阻,经气被遏而发生头痛。脑为元神之府,情志异常、气机逆乱,容易影响及脑。恼怒伤肝,肝郁化火,可循经上扰脑神;肝气横逆犯脾胃,脾胃升降失常,痰湿内停,可进一步导致经络气血的变化,而使头痛加重。治疗此类头痛应以疏肝和胃、清化痰瘀为法。

患者素性急躁,心烦易怒,肝郁化火,上扰清空,肝木克土,脾胃受戕,运化失职,痰湿内生,故头痛,伴胃脘痞满,苔腻脉滑。治以疏肝和胃,清化痰湿。方中以柴胡、郁金疏肝解郁;菊花、蝉蜕、僵蚕、白蒺藜、胆南星清肝息风化痰;太子参健脾益气,荷叶、炒苍术运脾升清、燥湿化浊;姜半夏、茯苓、炒枳壳、炒三仙理脾化痰、和胃消食;川芎、当归、红花、川牛膝活血化瘀,川牛膝引血下行。药后头痛已减,但仍有急躁、烘热出汗、双目胀痛等症,为少阳胆火未除,故于方中加入青蒿、黄芩,清泄少阳之火。三诊时,头痛诸症大为减轻,但仍有心烦易怒,故以清肝温胆宁心之法。方中以菊花、蝉蜕、钩藤、夏枯草清肝息风;白芍、丹参、麦冬、小麦养阴柔肝、清心缓急;竹茹、胆南星、清半夏、茯苓、枳实,取涤痰汤之意,涤痰温胆;生龙骨、生牡蛎滋潜重镇安神。经善后调理,身心康泰,巩固疗效。

### 医案四

陈某,女,42岁,2019年6月5日初诊。

主诉:经期头痛3年。

双膝关节痛2年。职业性质久坐,经前及经期头部前额痛,平素头晕,健忘,脱发,视力、听力下降,盗汗,偶有胸闷,纳寐可,大便不规律,双上肢可触及结节,双膝及腰骶酸痛;月经量少,经血色黯,末次月经5月27日,至今未净,第一天经量可,其后逐渐减少,第三天头痛剧;舌质紫黯、苔薄黄而干,脉细弱。既往有高脂血症、乳腺增生、慢性咽炎病史。

辨病诊断:经期头痛。

辨证诊断:少阴头痛,肾精不足。

治法:宜补肾益精,健脾养血。

方药:西洋参15 g,天冬12 g,黄精12 g,当归10 g,五爪龙20 g,炒柏子仁15 g,莲子肉15 g,炒山药15 g,石斛12 g,桑寄生15 g,炒杜仲12 g,紫河车10 g,炒菟丝子12 g,焦山楂、焦神曲各12 g,生白术12 g,茯苓20 g,醋香附10 g。生龙骨(先煎)、生牡蛎(先煎)各30 g。14剂,水煎服。

2019年6月19日二诊:头痛明显减轻,关节痛亦减,仍腰脊颈项疼痛,胸部闷痛,夜寐较差,舌瘦、偏红、苔少,脉细弱。治宗上法,原方去白术、莲子肉,加枳实15 g、莲子心10 g,14 剂,水煎服。

2019 年 7 月 3 日三诊:月经延期 2 d,右侧前额、目内眦剧烈疼痛,经血量少,余症同前,纳可,二便调,夜寐尚安,舌质淡红、苔薄白,脉沉弦。结合时令,治宗前法。处方:菊花 10 g,葛根 15 g,白芷 8 g,钩藤后下 15 g,夏枯草 20 g,天麻 12 g,当归 12 g,生地 12e,赤白芍各 12 g,胆南星 6 g,僵蚕 9 g,生白术 12 g,茯苓 20 g,醋香附 10 g。生龙骨(先煎)、生牡蛎(先煎)各 30 g。14 剂,水煎服。

2019 年 7 月 17 日四诊:近 1 个月头痛未作,唯近日外感,咳声重浊,咽痒口干,咯吐黄绿黏痰,鼻流黄涕,自服多种感冒、止咳、消炎等药物,效果不佳。舌瘦、黯红、少苔,脉沉弦小滑。治以润燥止咳,清热化痰。处方:北沙参 15 g,麦冬 10 g,桃杏仁各 10 g,桑叶 8 g,川贝 10 g,白芍 12 g,黄芩 10 g,胆南星 8 g,僵蚕 8 g,旋覆花包 10 g,薄荷后下 10 g,金钱草 15 g,炒苏子 12 g,芦根 20 g,桔梗 10 g,甘草 8 g。14 剂,水煎服。药后随访,外感已愈,头痛未再发。

按语:头痛有虚实之分,虚者首当责之脾肾。肾为先天之本,主骨生髓,脑为髓海,髓海不足,清窍失养则头痛。脾为后天之本,气血生化之源,且能充养先天,脾胃不足,气血不能上荣清窍,亦可为头痛。治疗当以益气养血、健脾补肾为大法。本案患者已值不惑之年,加之长期工作劳累紧张,致肝气郁滞,脾肾两虚,气血不足,清窍失养,故见经前、经期头痛。方以健脾益肾、益气补血之品,佐以疏肝潜阳,药后头痛减轻;然脾肾不足,土不荣木,肾亏不能养肝,多致肝血不足,肝气不舒,郁而化火,故再次经期剧烈头痛,治以平肝潜阳、健脾养血之法,药后疼痛即消。后遇凉燥外感,入里化热,遂予润燥宣肺、肃肺泻肝、清热化痰之法,痰热清,肝肺平,故燥咳愈,且头痛亦未作。

**医案五**

朱某,女,51 岁,2020 年 1 月 10 日初诊。

主诉:头胀痛 2 月余。

患者于 2018 年患脑出血。2 个月来,因着急生气致头目发胀,伴颈项拘急,指关节僵痛、肩关节、肘关节、膝关节及腰部酸痛,足趾麻木,失眠,胸闷,善太息,言语不利,口干喜饮,纳可,二便不畅,舌质偏红略黯、左侧红,苔薄白,脉弦细尺弱。

辨病诊断:头痛。

辨证诊断:少阳少阴合病,肝肾亏虚,风阳上扰。

治法:滋肾柔肝,潜阳息风。

方药:天麻 12 g,葛根 15 g,蔓荆子 12 g,玫瑰花 10 g,制首乌 15 g,寄生 15 g,菟丝子 12 g,旱莲草 12 g,桑枝 20 g,胆南星 6 g,天竺黄 8 g,柏子仁 20 g,枳实 15 g,炙甘草 8 g。7 剂,水煎服。

2020 年 1 月 17 日二诊:药后头胀减轻,仍颈项、肩背及腋窝胀痛,腰痛,关节发凉,偶有胸闷,眠食尚可,大便正常,双眼热涩,舌淡略黯,伸舌左偏,脉细弱。治以滋补肝肾、活血通络。加用女贞子20 g,枸杞子12 g续断12 g,川牛膝15 g,菊花12 g,僵蚕10 g,滋肝潜阳之品,7剂,水煎服。

2020年1月31日三诊:药后头部清醒,双眼干涩、腰痛诸症减轻。舌淡,脉沉弦细弱。上方去胆南星,桑枝改15 g,加炒白术10 g、南沙参12 g,14剂,水煎服。

按语:脑为髓之海,主要依赖肝肾精血及脾胃化生的水谷精微气血以濡养。若肝血不足,或肾精亏虚,精血不能上荣;或肾阴不足,水不涵木,风阳上扰;或脾胃虚弱,气血生化无源,皆可致髓海空虚而引发头痛。故内伤头痛,其发病与肝、脾、肾密切相关。因肝肾亏虚,虚阳上扰而致头痛者,治以滋肾柔肝、潜阳息风法。《素问·阴阳应象大论》云:"年四十,而阴气自半也。"《类证治裁》:"肝阳上冒,震动髓海而致头痛。"本案患者,年过五旬,肝肾已亏,且平素易生气,扰动肝阳,亢极生风,风痰上扰清窍,故头胀,言语不利;风痰阻络,出现手足麻木,关节疼痛。故首诊予滋肾柔肝、平肝息风法,以制首乌、旱莲草、菟丝子、桑寄生补肝肾;桑枝、蔓荆子、葛根祛风通络;天麻平肝潜阳;胆南星宁胆清心化痰;柏子仁养心安神;枳实、炙甘草健脾理气。药后头胀减轻,诉双眼热涩为阴虚内热,继宗前法,加女贞子、枸杞子、菊花、南沙参以滋阴清热明目;腰痛、关节痛而凉,舌淡略黯、脉细弱,为肝肾亏虚、气虚血滞之象,更加续断、川牛膝以增补肾壮腰之力,经治诸症明显减轻,气血畅达,百脉调和,复原如初。

## ▶▶ 参考文献

[1]王永炎,严世芸.中医内科学[M].上海:上海科学技术出版社,2009.

# 中风病

## 一、疾病概述

中风病是一组以急性起病，局灶性或弥漫性脑功能缺失为共同特征的脑血管疾病，具有高死亡率、高致残率、高发病率等特点，是全球重要公共卫生问题之一。中风病分为缺血性中风和出血性中风，其中缺血性中风是最常见的一种类型。根据一项大型流行病学调查显示，全球脑卒中人群中约有84.4%的缺血性卒中患者，而我国缺血性中风患病率为676.7/10万，其发生率约为出血性中风的3.8倍。因此，赵青春教授认为脑卒中发生后要在早期开展有效治疗，方可有效控制病情发展，更好改善预后。

## 二、病因病机

中风病是在气血内虚的基础上，因劳倦内伤、忧思恼怒、嗜食厚味及吸烟饮酒等诱因，引起脏腑阴阳失调，气血逆乱，直冲犯脑，导致脑脉痹阻或血溢脑脉之外的一种疾病，临床以突然昏仆、半身不遂、口舌歪斜、言语謇涩或不语、偏身麻木为主症，以中老年人发病为多见。关于中风病的认识，《黄帝内经》记载较多，提出了"内虚邪中"的外因论。如《灵枢·刺节真邪》记载到"虚邪偏客于身半，其人深，内居营卫，营卫稍衰，则真气去，邪气独留，发为偏枯。"而且认识到中风的发生与个人的体质、饮食、精神刺激等有关，如《素问·通评虚实论》说"仆击、偏枯，……肥贵人则膏粱之疾也。"《金匮要略·中风历节病脉证并治》中云："邪在于络，肌肤不仁；邪在于经，即重不胜；邪入于腑，即不识人；邪入于脏，舌即难言，口吐涎。"故在治疗上主张驱散风邪，补益正气。也有医家以"内风"立论，如刘河间提出"心火暴甚"；李东垣认为"正气自虚"；朱丹溪则强调"湿痰生热"。因此，赵青春教授认为历代医家的认识对于当今中风病的防治研究仍起着重要的指导作用。

## 三、辨证论治

中风病的病位在脑，与心、肾、肝、脾、胃多脏腑相关。发病因素无外虚（阴虚、气虚）、火（肝火、心火）、风（肝风）、痰（风痰、湿痰）、气（气逆）、血（血瘀）六端。核心病机为风火痰瘀,闭阻脑络,或风火灼伤脑络,络破血溢,神机失用。其发病乃因脏腑功能失调,气虚、阴虚,痰、瘀内生,加之劳倦内伤、忧思恼怒、饮酒饱食、用力过度、气候骤变等诱因,则可致瘀血阻滞、痰热内蕴,或阳化风动、血随气逆,导致脑脉闭阻,或血溢脉外,神机失用,即可引起中风病发病。神机即"神"发挥功能的关键。《素问·五常政大论》指出:"根于中者,命曰神机,神去则机息;根于外者,命曰气立,气止则化绝。"张介宾注释曰:"物之根于中者,以神为主,而其知觉运动,即神机之所发也;物之根于外者,必假外气以成立,而其生长收藏,即气化之所立也。"所以神机失用,即可见神昏,也可表现为肢体瘫痪、麻痹发木等。至于中风病病性,多本虚标实,上盛下虚。本虚多见肝肾阴虚,气虚血少,标实多为风火、痰湿、瘀血等。

## ▶▶ 四、临证体会

对于中风病的治疗思路,赵青春教授认为及早治疗中风患者是减少病死率、降低病残率的关键。由于中风病的病机复杂,症候变化较快,应采取个体化的综合治疗方案,强调辨证论治指导下的综合治疗。在临床治疗中,应注意观察中风病的证候演变规律,根据辨证立法、依法组方的原则,选方用药,并根据其证候的变化特征,及时易法更方,强调辨证论治的时空性。《素问·至真要大论篇》中言:"从内之外而盛于外者,先调其内而后治其外;从外之内而盛于内者,先治其外而后调其内;中外不相及,则治主病。"本病本于阳虚,外受风邪,又受气火痰瘀相扰而病,故在治疗上以温通阳气为本,以调其内;以外散表邪为首,以治其外;以祛除积滞为辅,以疗其症。依据初期风邪为主、中期正虚、后期痰瘀的中风病机演变规律,提出病程初期可治玄府,调其阴阳;病程中期温通阳气,扶正祛邪;病程后期温补阳气,消积通滞。

赵青春教授认为,风邪入脑是导致中风的主因。现代医学认为,该病主要由于血栓瘀阻脑动脉所致。赵青春教授认为本病虽血瘀脑部,但"风邪入脑"是主因。《灵枢·大惑论》记载:"邪中于项,因逢其身之虚……入于脑则脑转。"《灵枢·刺节真邪》有云:"虚邪偏客于身半,其入深,内居营卫,营卫稍衰,则真气去,邪气独留,发为偏枯。"说明若正气不足,脉络空虚,营卫不和,风邪乘虚入中经络,络道痹阻,肌肉筋脉失于濡养;或形盛气衰,痰湿素盛,外风引动痰湿,闭阻经络,而致喎僻不遂。肝为风脏,若精血衰耗,水不涵木,则肝阳偏亢,"气有余便是火",气盛即火盛,阳气郁闭,内热亢炽,灼烁津液,血气冲上,挟痰挟火横窜经络,上乘瘀阻脑络,发为偏枯。所以,赵青春教授认为散风祛邪是治疗中风病之大法。中医有云:高巅之上,唯风可到。风药具轻扬升散之性,既能疏散风邪,条畅血脉,又能引导活血化瘀药上行发挥作用。现代药理研究亦证实,祛风解表药多含有挥发油和其他扩血管物质,能扩张脑血管,调整脑血循环;扩张冠状动脉,改善心肌供血;扩张外周血管,改善微循环。镇肝熄风药也有扩张心脑血管,活跃微循环,增加血流灌注,改善血液流态等作用。赵青春教授在临床上运用祛风药治疗中风,其中以葛根为主,不仅基于其解肌发表之力,更因其具有升发胃阳之功,可使清阳上达空窍,意在温助阳气。在选用平肝熄风药的同时,善用天麻、钩藤、珍珠母等行平肝熄风,补益肝肾,清热活血之效,头痛眩晕严重者酌加珍珠母、石决明等药物以增强平肝潜阳之力;而肝为将军之官,最为刚强,故在平肝潜阳的同时,稍加柔肝之当归、白芍、赤芍等药物敛阴柔肝;所谓肝得肾水滋养则肝气平和,故配伍生龙骨、生牡蛎;活血通络善用虫类药,当患者肢体症状明显,如有肢体麻木、刺痛感等,常用全蝎、僵蚕、水蛭等虫类药,其性善走窜攻伐,可起通达内外,祛风通络之效,配伍豨莶草、鸡血藤、鹿衔草等可增强活血通络的功效。根据辨证再选用 1~2 种祛风解表药,虽然味少量轻,却寓意深刻。一则升阳达巅,引药入脑,因头为诸阳之会,居于高巅,而风药辛宣,用之可疏通经脉,使清阳之气贯注于脑以壮髓海;二则阳升气旺,气帅血行,气能升津,脑气充盛则气化畅利,振奋人体气机功能,促进血流畅达,使瘀滞消散。

益气温阳是赵青春教授治疗中风病的又一大法。阳虚不能充实经脉,给邪以可乘之机,故邪从络传入于经,荣脉中邪,内而骨,外而肉,皆失所养,故周身为之重甚,重则半身不遂。《素问·生气通天论篇》云:"阳不胜其阴,则五脏气争,九窍不通。"若五脏阳虚不能制阴,阴寒独居阳位,五脏阴阳失调,气血逆乱于内,上冲犯脑,症见卒仆神昏。若阳虚无火以温,寒水内生,闭阻脏气,九窍无内外相通之生机,而现中脏之闭证;若阳虚至甚,以致亡阳之候,更见中脏之脱证。根据阳虚程度由轻到重赵青春教授分别选用桂枝加附子汤、麻黄附子细辛汤、四逆汤、参附汤。若阳虚症状初现,汗漏不止,四肢微急,难以屈伸,用附子温补元阳,选方桂枝加附子汤温养表里阳气,并驱在表之邪;阳虚与外寒并重而厥逆、痛甚者,予麻黄附子细辛汤,阳虚之人不可峻汗,麻黄与附子同用则无伤阳之弊,细辛既能祛风散寒以助麻黄解表,又可鼓动肾中真阳以助附子温里散寒;若阳虚甚者,可予四逆汤速回其阳;若现先天真气衰败,机关诸窍失用,真气不藏,上冲神昏之中风脱证,应速予参附汤以回阳固脱。

赵青春教授在治疗脑病中,提出痰、瘀同为阴邪。《黄帝内经》云:"津血同源",二者都来源于水谷精微化生、输布而得。所谓"痰瘀同源",痰是津液代谢失常的病理产物,瘀是血液代谢失常的产物,痰和瘀均是阴液失其常所而不归正化的产物,同时蕴积体内又变成致病因素。临床表现以瘀为主,或以痰为主,或痰瘀并重。赵青春教授认为往往可见痰瘀胶着,痰为瘀之先,故痰瘀治疗应秉持治痰要活血,血活则痰化之理论,化痰、活血贯穿其中,兼以理气之法,赵青春教授一般重用黄芪以补气,其中就善于用补阳还五汤。补阳还五汤是清代名医王清任根据其气虚血瘀理论而创立,全方由 7 味药组成,君药生黄芪大补元气之虚,而奏益气行瘀之功,臣药以当归尾活血祛瘀而不伤正,轻用桃仁、红花、川芎、赤芍、地龙为佐使以活血化瘀通络。赵青春教授也善于运用化瘀通络法预防卒中病复发,提出通络之法不必拘泥于活血之品,气行则血行。对急性中风救治有深入研究,在充分利用现代医学技术基础上突显中医优势,能"随症施量"和"因人施治",逐步形成独特的化痰清热、祛浊通络的脑病辨治体系,能对疾病的不同时期采取不同的方针对症治疗。

此外,赵青春教授在中风急性期,若标实证候突出,急则治其标,当以祛邪为主。病机虽属气虚血瘀而侧重在血瘀时,治疗也重在活血化瘀,而不宜重用补气,认为中风病急性期的病理基础为瘀血,基本病机为痰瘀热互结、心神蒙蔽,治疗中多采用破血行瘀、通经活络的方法,以祛邪为主,疗效较为显著。祛邪时,赵青春教授也常用醒神开窍、平肝息风、清化痰热、化痰通腑、活血通络等治疗方法。闭证当以祛邪开窍醒神法治疗;脱证则以扶正固脱为法;内闭外脱者,醒神开窍与扶正固脱可以兼用。赵青春教授在多年的临床实际应用中,发现很多处于中风病急性期的患者,都会出现便秘、舌红苔黄腻、脉象弦滑等一派痰热腑实证的征象,且病情可迅速变化,进一步加重脑窍的气血逆乱。因此,赵青春教授常以星蒌承气汤加减治疗。其中通腑法治疗中风病的立意主要是通腑泻下,通降阳明,直折肝阳暴逆,或是上病下取,引导血热下行,或是泻下祛瘀,推陈致新,使风火痰瘀有其出路,泻下瘀热,釜底抽薪,增强胃肠蠕动,促邪外出。急性期也可运用"醒脑开窍"针法可降低脑卒中后第6个月的病死率或致残率,针刺疗法、头皮针治疗可改善患者神经功能缺损情况,也可改善患者的运动功能。针刺也可有效治疗急性期的多种并发症,如认知功能障碍、便秘、吞咽功能障碍等。恢复期与后遗症期多为虚实夹杂,治宜扶正祛邪,常用育阴息风、益气活血等法。赵青春教授认为,脑梗死急性期少见意识障碍,属中医"中风"之中经络范畴,多出现颅内高压症状及脑梗死症状。治疗上多选用补气活血、开窍通络,配合脱水剂降低脑水肿,如泻下逐瘀汤,可泻下逐水,也可活血通络,故既可解决颅内高压症状,也可解决脑梗死症状。赵青春教授还认为,急性期脑水肿改善后,适当减少泻下逐水药量或药味,再按病情辨证施治。

对于中风已愈患者,赵青春教授注重病后调理体质,防止病后复发。如针对年高肾水难复患者,经过诊治恢复健康后,虑其年高真阴难复,容易风气骤然再起,故而平时予以滋阴养水之药,温养肝肾之阴,如有内风大动,服用潜阳镇摄肝肾之药;对于痰阻经遂,经络窒塞导致中风的患者,需先以风药转动枢机,痰气祛除后,主以镇肝潜阳、活络息风,待病情稳定后,以清热健脾祛痰之法调理脾胃以防复发。

综观本病,通过中医方案对于具有时代特色的整体观念进行理解,站在时代辨证微观的角度上,通过多种中医方法进行综合性干预,对改善患者的相关症状,促进病症的恢复都能发挥理想显著的效果。

## ▶▶ 五、典型医案

### 医案一

任某,男,54岁,2023年5月6日初诊。

主诉:间断性头痛1月余。

简要病史:1月余前患者无明显诱因出现头痛,间断性发作,查头颅磁共振显示:脑梗死,未系统治疗。现患者上述症状逐渐加重,为求进一步系统治疗,遂来我院。刻下症见:患者神志清,精神差,头痛昏蒙,倦怠乏力,少寐多梦,痰多,无咳嗽,舌淡暗,苔白腻,脉弦滑。既往有高血压病史20余年,冠心病病史10余年。

辨病诊断:中风病、中经络。

辨证诊断:风痰阻络,血行瘀滞证。

治法:祛风化痰,活血化瘀。

方药:半夏白术天麻汤合桃红四物汤加减。清半夏 15 g,陈皮 20 g,茯苓 20 g,天麻 15 g,白芷 20 g,藁本 20 g,桃仁 12 g,红花 9 g,石菖蒲 15 g,远志 15 g,炒白术 15 g。共 14 剂,水煎服,每日 1 剂,分早晚 2 次温服。

2023 年 5 月 23 日二诊:患者头痛已不明显,偶有昏蒙,乏力明显好转,睡眠可,晨起偶有少量白痰。守远方加胆南星 15 g。14 剂,水煎服。

2023 年 6 月 10 日三诊:患者头痛昏蒙已不明显,诉仍有失眠多梦。守原方加黄连 6 g,酸枣仁 30 g。10 剂,水煎服。

按语:半夏白术天麻汤出自清代医家程国彭的《医学心悟·眩晕》卷四,关于本方证的原文记载有"眩,谓眼黑;晕者,头旋也,古称头旋眼花是也……有湿痰壅遏者,书云:'头旋眼花,非天麻、半夏不除'是也,半夏白术天麻汤主之。"在同书卷三《头痛》中记载有"痰厥头痛者,胸肺多痰,动则眩晕,半夏白术天麻汤主之。"桃红四物汤出自《医宗金鉴》,由四物汤加桃仁、红花组成。四物汤是妇科补血活血的药方,临床上经过药味的调整应用于血虚、血瘀的各类疾病。桃红四物汤是在四物汤基础上加用桃仁、红花剂量,以增强其活血化瘀的效果,使瘀血去、新血生。桃红四物汤方中桃仁有破血化瘀之效,红花化瘀通经,二者并用,加强了活血化瘀之效;川芎辛散,善于行气活血,乃调气行血要药。当归甘温,既能活血化瘀,又能滋阴养血,既可加强桃仁、红花、川芎活血化瘀之效,又能促进新血再生。全方标本兼治,共同发挥"祛风化痰,活血化瘀"之功效。

**医案二**

基本情况:孟某,男,70 岁,2023 年 1 月 7 日初诊。

主诉:左侧肢体无力 6 月余。

简要病史:6 个月前患者无明显诱因出现左侧肢体无力,在医院抢救下脱险,遗留有半身不遂等症状。为求进一步治疗,遂来我院。刻下症见:患者神志清,精神尚可,左半身不能动,手足不能主动抬举,需借外力搬动,气短乏力,下半身发酸,口齿尚清,口流涎,失眠,面色红,纳可,大小便正常。舌淡苔薄,脉浮缓少力。

辨病诊断:中风病、中经络。

辨证诊断:气虚失运,血行瘀滞证。

治法:益气活血,扶正祛邪。

方药:补阳还五汤加减。生黄芪 100 g,桃仁 10 g,红花 6 g,当归 10 g,赤芍 12 g,豨莶草 30 g,水蛭 5 g,地龙 15 g,鸡血藤 30 g,桑枝 30 g,桑寄生 15 g,夜交藤 30 g,三七粉 4 g(冲服)。共 5 剂,水煎服,每日 1 剂,分早晚 2 次温服。

2023 年 1 月 11 日二诊:患者家属诉服用 1 剂药后,患者夜间身上出汗,自觉非常舒服,次日左半身手足已能屈伸,5 剂后即可拄杖行走,但自觉心烦,睡眠不好。守原方加酸枣仁 20 g。10 剂,水煎服。

2023 年 1 月 24 日三诊:家属诉患者已能弃杖行走且能登楼,但偶感腿部抽筋。守二诊方加生白芍 30 g。10 剂,水煎服。

2023 年 2 月 1 日四诊:患者行走自如,左臂伸举亦自如,唯觉左腿有麻木酸痛。舌淡,苔薄,脉弦缓。BP 130/80 mmHg。守三诊方去酸枣仁,加木瓜 12 g。10 剂,水煎服。

按语:补阳还五汤为清代名医王清任的《医林改错》中一则治疗中风后遗症的名方,方中黄芪乃补气之要药,其性味甘温,归肺、脾经,重用黄芪可大补元气。中医认为气为血之帅,气行则血行,气滞则血瘀,所以必须先行气,方可活血化瘀。当归长于活血化瘀养血,赤芍能清热凉血、活血祛瘀,地龙能通络除痹、清热止痉,川芎能活血行气、祛风止痛,桃仁能活血祛瘀、润肠通便,红花能活血通经、祛瘀止痛。故其组方合理,诸药互相配合,功效相得益彰,补气活血通络,有"补气以行血、祛瘀不伤正"之妙,气旺则血行,瘀去则络通,诸症自可渐愈。本例患者中风已 6 个月,病情迁延进入后遗症期,遗留半身不遂症状,乃中风日久耗伤气血导致气虚血瘀。本案辨证要点为"脉浮缓少力,舌淡苔薄"这两个气虚之症。只要辨证准确,便可大胆使用补阳还五汤,越早使用效果越好,不可犹豫而错失治疗的最佳时期,即使有高血压病史,只要不属于肝阳上亢者,黄芪用之无碍。现代药理研究证明,黄芪对扩张血管、改善微循环、增加毛细血管抵抗力有显著作用,大剂量使用可使血压下降。实验研究结果显示,补阳还五汤有扩张脑血管、增加血流量、改善脑部缺氧、溶解血栓和改善微循环等作用,但在此方基础上加减药物亦很重要,有肢体痿软证候,可加藤类药以舒筋。中风半身不遂后需以虫类药通络化瘀,其中水蛭为破血逐瘀常用药。

**医案三**

基本情况:张某,男性,72 岁,2023 年 12 月 28 日初诊。

主诉:左侧肢体麻木无力 1 月余,加重伴头晕 2 d。

简要病史:1 个月前患者无明显诱因出现左侧肢体麻木无力,行走不稳,无头晕头痛,无意识及构音障碍等症状,遂至当地医院治疗,查头颅 CT 显示:①右侧放射冠、基底节区急性脑梗死;②脑白质脱髓鞘,脑萎缩;③两侧筛窦及额窦炎。经治疗(具体用药不详)症状好转后出院。现患者仍遗留有左侧肢体麻木无力,且伴有间断性头晕,为求进一步系统治疗,遂来我院就诊。现症见:患者神志清,精神尚可,左侧肢体麻木无力,间断性头晕,偶有活动后胸闷,纳眠尚可,大便干结,3 ~ 4 d/次,小便正常,发病来体重未见明显变化。既往有高血压病史 12 年,曾予氨氯地平口服,血压控制不佳;冠心病病史 5 年余。

查体:慢性病容,精神一般,情绪不稳定,左上肢肌力 Ⅲ+级,左下肢肌力 Ⅳ级,其余肢体肌力、肌张力正常,舌质淡红,苔少,脉弦细数。

辨病诊断:中风病、中经络。

辨证诊断:阴虚风动,血行瘀滞证。

治法:滋阴熄风,活血通络。

方药:镇肝熄风汤加减。生白芍 12 g,麦冬 15 g,玄参 20 g,代赭石 30 g,生地黄 20 g,天麻 15 g,钩藤 30 g,生龟板 30 g,生龙骨 30 g,生牡蛎 30 g,怀牛膝 30 g,丹参

15 g,石决明 30 g,全蝎 6 g,虎杖 20 g,肉苁蓉 20 g,火麻仁 12 g,炙甘草 10 g。共 14 剂,水煎服,每日 1 剂,分早晚 2 次温服。

2023 年 1 月 12 日二诊:患者自述服药后,头晕较前缓解,大便正常,但左侧肢体仍有麻木无力,守上方,去虎杖、玄参、生白芍,加桂枝 10 g,地龙 10 g,水蛭 6 g。共 7 剂。

2023 年 1 月 20 日三诊:患者上述症状均有减轻,肢体麻木减轻,但仍有无力症状,守上方,加太子参 15 g,黄芪 30 g。共 7 剂。

2023 年 1 月 30 日四诊:患者症状减轻,继守上方。共 7 剂。随访后症状好转,未再服药。

按语:中风病多因阴阳失调、气血逆乱所致,病位在脑,与心肝脾肾等密切相关。中风之本在于气血亏虚、肝肾不足,发病之标不外乎风、火、痰、瘀,诱因则有劳累、烦躁、饱食、饮酒等因素。患者常年高血压病史,形成阴虚阳亢体质,加之因过度劳累导致气血亏虚,阴不制阳,内风煽动,气逆血乱,发为中风。《黄帝内经》有云:"诸风掉眩,皆属于肝。"患者为老年男性,左侧肢体麻木无力 1 月余,属中风之恢复期。平素患者易生气,肝阳亢盛,肝肾阴虚,水不涵木,容易化风内动,上扰清窍,发为中风之病。而气血逆乱,肢体失于濡养,脉络空虚,则出现一侧肢体活动不利;阴虚津亏,则大便干结。故予镇肝熄风汤加减。镇肝熄风汤出自张锡纯所著《医学衷中参西录》治内外中风方中,主治脉弦长有力,或上盛下虚,头目时常眩晕,或脑中时常作疼发热,或目胀耳鸣,或心中烦热,或时常噫气,或肢体渐觉不利,或口眼渐形歪斜,或面色如醉,甚或眩晕,至于颠仆,昏不知人,移时始醒,或醒后不能复原,精神短少,或肢体痿废,或成偏枯等。方中麦冬、生地、白芍、玄参滋阴,龟板、牡蛎镇肝潜阳,天麻、钩藤平肝熄风,全蝎、牛膝活血通络,虎杖活血通便。诸药合用,共奏镇肝熄风,滋阴潜阳之功。到病情后期则以活血通络为主,兼以益气扶正。该病治疗周期较长,坚持药物治疗同时还应配合针灸、推拿等治疗方法可提高疗效,促进康复。中老年人应适当锻炼,保持气机、血脉通畅,宜饮食清淡、心情舒畅,避免中风的发生,正如《素问·上古天真论》中云:"恬淡虚无,真气从之,精神内守,病安从来。"

**医案四**
基本情况:王某,男性,58 岁,2023 年 11 月 6 日入院。
主诉:突发右侧肢体无力 5 h。
简要病史:5 h 前患者下床时突发右侧肢体无力,肢体松懈,不省人事,四肢逆冷,面白唇暗,喉中痰鸣,腹部胀满,呕恶时作,小便失禁,大便闭,发病来体重未见明显变化。
头颅 CT 显示:左侧内囊出血。查体:BP 180/100 mmHg,神志不清,左侧瞳孔缩小,对光反射迟钝,颈强直,右侧肢体肌力 0,双侧巴宾斯基征(+)。舌质暗淡,苔白腻,脉沉缓。

辨病诊断:中风病、中脏腑。
辨证诊断:痰蒙清窍,血行瘀滞证。
治法:温阳化痰,醒神开窍。

方药:温脾汤合涤痰汤加减,配合灌服或鼻饲苏合香丸。生大黄20 g,制附子10 g,干姜6 g,芒硝10 g,厚朴6 g,法半夏12 g,陈皮10 g,茯苓15 g,胆南星6 g,竹茹10 g,炒白术15 g,石菖蒲9 g,郁金15 g,生甘草6 g。共5剂,水煎服,每日1剂,分早晚2次温服。

同时鼻饲苏合香丸1丸,每日2次,服至神志清醒。连服2剂,解大便5次,为秽浊稀水便,腑气得畅,神志转清,诸症明显好转。

按语:脑为元神之腑,而心主神明,与小肠相表里,故脑与胃肠道具有密切的联系。在中风发生过程中主要表现为一闭俱闭,一通俱通。而在中风急性期及时采用通腑泻下法,能够有效地清除痰、热、瘀、毒等病邪,开通肠胃、醒脑开窍,可以作为中风治疗的常法之一,在中风急性期治疗中尤其重要。只要未见厥脱极虚之象,无论大便是否秘结,均强调及早辨证运用通腑法。肠胃通畅,邪有出路,疾病才有转机。同时也强调通肠胃,重在一个通字,不可一味攻下,要注意通下的度,要辨证加减,如化痰通腑、平肝通腑等。通腑法治疗中风病的立意主要是通腑泻下,通降阳明,直折肝阳暴逆,或是上病下取,引导血热下行,或是泻下祛瘀,推陈致新,使风火痰瘀有其出路,泻下瘀热,釜底抽薪,增强胃肠蠕动,促邪外出。

**医案五**

基本情况:李某,男性,66岁,2022年1月13日初诊。

主诉:头晕头痛伴左侧肢体活动不利2 d。

简要病史:2 d前患者突发左侧肢体不利,头晕头痛,胸闷气喘,大便干结,入院后病情加重出现神志逐渐模糊,言语不能。查体:BP 163/105 mmHg,双肺呼吸音粗,可闻及痰鸣音;神志不清,左侧上、下肢肌力1级,肌张力低,腱反射未引出,右侧巴宾斯基征(+),颈抵抗颏下4横指,克尼格征(+)。辅助检查:颅脑CT显示:右侧基底节区急性脑出血。入院后经神经外科会诊,认为出血量未达手术指征,可保守治疗。西医治疗给予甘露醇脱水、营养脑神经、控制血压及降血脂治疗后临床效果不明显。患者形体肥胖,平素喜食肥甘厚味,血脂高,舌红,苔黄腻,脉滑数。

辨病诊断:中风病、中脏腑。

辨证诊断:痰热腑实,血行瘀滞证。

治法:通腑泄热,化痰祛瘀。

方药:星蒌承气汤加减。胆南星12 g,全瓜蒌15 g,生大黄6 g,芒硝6 g,枳实9 g,石菖蒲12 g,茯苓12 g,天麻12 g。共7剂,水煎服,每日1剂,分早晚2次温服。

服药后患者神志逐渐转清,胸闷,气喘明显好转,右侧肢体活动开始改善,大便正常。

2022年1月22日二诊:减芒硝,服药14剂,服药后神智正常,言语好转,左侧肢体肌力恢复至2级。

2022年2月8日三诊:守上方14剂,左侧肢体肌力恢复至3级,头晕、头痛、胸闷、气喘等证已消。

按语:患者形体肥胖,平素喜食肥甘厚味,肥甘厚味滋腻碍脾,脾失运化水液代谢异常而生痰湿,痰湿郁久化热,热盛可动风,风痰上扰阻络蒙窍;且热伤津液,肠道失其濡润而致腑实,风痰挟热上扰神窍,而发为中风,脑窍失养可见神志欠清,痰随气而无处不到,痰阻心窍则言语不能;气血逆乱,上冲于脑,络损血溢,而见头晕头痛,肢体活动不利,痰热壅阻气道而见胸闷气喘。治宜通腑泄热,拟方星蒌承气汤加减,本方以生大黄、芒硝、枳实通腑泄热,荡涤肠胃,宽胸理气,全瓜蒌、胆南星清热化痰,茯苓健脾祛湿,健脾以绝生痰之源,石菖蒲祛痰开窍,天麻平肝熄风,全方共奏通腑泄热,清热化痰,熄风通窍之效,对于脑出血造成的中风病(中脏腑)患者临床效果显著。

**医案六**

**基本情况**:罗某,男性,60 岁,2022 年 8 月 15 日初诊。

**家属代诉**:突然昏仆,不省人事,伴有呕吐胃内容物 5 h。

**简要病史**:5 h 前患者因暴饮暴食,继而工作至深夜,突然昏仆,不省人事,伴有呕吐胃内容物,大小便失禁,急送入院。既往高血压病史。查体:T 37.6 ℃,P 62 次/min,R 21 次/min,BP 170/118 mmHg,神志不清,深浅反射消失,瞳孔缩小,右侧肢体瘫痪。经 CT 检查确诊为左侧内囊出血。病情危重,拟中西医会诊。症见昏迷不醒,面赤身热,鼻鼾气粗,痰声漉漉,口眼歪斜,口角流涎,口臭,舌体歪斜,舌红、苔黄浊厚腻,脉弦滑数。

**辨病诊断**:中风病、中脏腑。

**辨证诊断**:痰热内闭,血行瘀滞证。

**治法**:清热化痰,醒神开窍。

**方药**:羚角钩藤汤加减。羚羊角 5 g,竹茹 15 g,生地黄 15 g,川贝母 15 g,钩藤 10 g,菊花 10 g,桑叶 10 g,茯神 10 g,白芍 10 g,石菖蒲 10 g,丹参 10 g,甘草 3 g。共 5 剂,水煎服,每日 1 剂,早晚分服。

安宫牛黄丸 1 粒,竹沥水半杯调服。药后血压有所下降,BP 165/90 mmHg,痰涎减少。

**2022 年 8 月 20 日二诊**:患者逐渐苏醒,BP 150/75 mmHg,热退,痰少,仍烦躁,言语障碍,右侧肢体感觉增强,能轻度活动,舌红、苔黄,脉弦滑。此时已过危险期,去安宫牛黄丸,余照前方加毛冬青、地龙、远志各 10 g,3 付。

**2022 年 8 月 23 日三诊**:患者神志渐清,语言渐清晰,仍见肢体无力,声低气短,舌淡暗有瘀点、苔白,脉涩,此乃热退气虚血滞,脉络瘀阻之证,治宜益气活血通络,方用补阳还五汤加味。处方:黄芪 60 g,赤芍、川芎、桃仁、红花各 5 g,当归尾、地龙、秦艽、怀牛膝、杜仲、远志、石菖蒲、土鳖虫、丹参、毛冬青各 10 g,甘草 3 g,7 剂。

**2022 年 8 月 31 日四诊**:病情好转,血压稳定,能坐卧,遂出院继续调理。

**按语**:脑出血昏迷患者一般发病急骤,病情危重,若抢救不及时,往往危及生命,而运用中医学开窍熄风之法,配合西医救治这类患者,能够更好地争取抢救时机,提高治疗效果,帮助患者度过危险期,降低死亡率,提高治愈率,减少后遗症。脑出血昏迷的患者,或因平素饮食不节,劳倦内伤;或因肝阳素旺,横逆伐脾,脾运失司,内生痰浊,痰郁化热,肝火夹痰火,横窜经络,蒙蔽清窍,发为中风;或因五志过极,心火暴盛,暴怒伤肝,肝阳暴动,引动心火,风火相煽,气热郁逆,气血并走于上而发为中风。发病早期,皆以风、火、痰实邪内闭为主,其证属实,急宜祛邪。安宫牛黄丸功能清热豁痰,辛凉开窍,治疗痰热蒙蔽清窍的阳闭证为首选;羚角钩藤汤功能平肝熄风,清热止痉,治疗肝经热盛,热极动风者为最宜,二方合用,则能起到清热化痰,醒神开窍的作用,令阳闭者得以复原。感受温热暑湿,邪不外达,内陷厥阴,痉厥动风,势已危急,凉肝熄风,刻不容缓。方中羚羊角、钩藤、桑叶、菊花凉肝之用,熄风止痉;生地、白芍、甘草甘酸柔润,补肝之体,缓肝之急;更以竹茹、川贝轻清络热,清火涤痰,以肝风僭逆,必有痰涎随之耳。以其配伍得体,标本同治,可谓法之善者也。近代用治热病痉厥、高血压病、妊娠子痫等症,功效卓著。若症势重笃者,与止痉散合用,取效尤捷。患者能及时选择中医药治疗抓住最佳治疗时间有极大关系。中医反道而行,不用止血药,反用活血通脉药,尽快打通脏腑、脉络,让离经之血未凝固之前尽快化掉,不让神经受损,同时用大量利水药,能快速降低脑压,使病症在瞬息之间逆转。因此,中风病的治疗越早中医药介入治愈率越高,致残率越低、恢复时间越短。

## ▶▶ 参考文献

［1］GBD 2016 Neurology Collaborators. Global, regional, and national burden of neurological disorders, 1990 – 2016 : a systematic analysis for the global burden of disease study2016［J］. Lancet Neurol,2019,18(5):459–480.

［2］Ru X, Wang W, Sun H, et al. Geographical difference, rural – urban transition and trend in stroke prevalence in China:findings from a national epidemiological survey of stroke in China［J］. Sci Rep,2019,9(1):17330.

［3］张惜燕,邢玉瑞.论中风病因病机理论及其层级划分［J］.山东中医杂志,2019,38(05):418–421.

［4］孙孝洪.中医治疗学原理［M］.成都:四川科技出版社,1990.

［5］李志更,岳利峰,马培,等.从"痰瘀互结"论治缺血性中风［J］.辽宁中医杂志,2023,50(12):55–57.

［6］王睿,伍明桃,万玛索南,等.毛蕊异黄酮的研究进展［J］.云南化工,2019,46(10):56–57.

［7］Zhang W,Xu F,Wang D,et al. Buyang Huanwu Decoction ameliorates ischemic stroke by modulating multiple targets with multiple components:In vitro evidences［J］. Chin J Nat Med,2018 Mar,16(3):194–202.

［8］李东红,昝芷灵,徐翠珊,等.补阳还五汤治疗中风的有效成分及作用机制研究［J］.中医学报,2021,36(07):1545–1550.

# 消渴病

## ▶▶ 一、疾病概述

消渴，又称为"消瘅""肺消""膈消""消中"，消渴病名的出现最早见于《黄帝内经》，《素问·奇病论》有"其气上溢，转为消渴"的记载。虽然《内经》提出了"消渴"的病名，但并未对其发病症状作详细的描述，随着后世医家对消渴病的认识逐渐深入，使消渴病的意义逐渐成熟。明确消渴病概念者为隋代巢元方，他在《诸病源候论·消渴候》曰："夫消渴者，渴不止，小便多是也。渴利者，随饮小便故也"。

消渴病是指因先天禀赋不足，或饮食不节，或过食肥甘厚味，或情志失调，劳欲过度等导致阴津亏损，燥热偏盛，以口渴多饮、口干舌燥、尿频量多、形体消瘦，或小便浑浊，或有甜味为典型临床表现的一种疾病。消渴病日久，病情失控，则阴损及阳，热灼津亏血瘀，而致气阴两伤，阴阳俱虚，络脉瘀阻，经脉失养，气血逆乱，脏腑器官受损而出现疖、疮、眩晕、胸痹、耳聋、目盲、肢体麻疼、下肢坏疽、肾衰水肿、中风昏迷等兼证。糖尿病可按消渴病范畴辨证论治。

## ▶▶ 二、病因病机

1. 禀赋不足：先天禀赋薄弱，五脏虚弱，尤其是肾阴虚，易引发消渴。如家族中有消渴患者，后代发病几率相对较高。

2. 饮食失节：长期过食肥甘、醇酒厚味，损伤脾胃，酿成内热，消谷耗津，发为消渴。像长期大量摄入高糖、高脂肪食物的人群易患此病。

3. 情志失调：长期精神刺激，如郁怒伤肝，肝郁化火，或劳心竭虑，心火内燔，消灼肺胃阴津而发为消渴。

4. 劳欲过度：房事不节，肾精亏损，虚火内生，或劳役过度，损耗正气，导致肾阴亏虚，发为消渴。

病机主要是阴津亏损，燥热偏盛。病变脏腑主要在肺、胃、肾，且相互影响。如肺燥津伤，津液失于敷布，则脾胃不得濡养，肾精不得滋助；脾胃燥热偏盛，上可灼伤肺津，下可耗伤肾阴；肾阴不足则阴虚火旺，也可上灼肺胃。

## 三、辨证论治

1. 辨证要点：①辨病位，多饮症状突出者，病位在肺；多食症状突出者，病位在胃；多尿症状突出，腰膝酸软者，病位在肾。②辨标本虚实，一般初病以燥热为主，病程较长者阴虚与燥热互见，日久则以阴虚、气虚、阳虚等为本，瘀血、痰浊等为标。

2. 治疗原则：清热润燥、养阴生津是基本治则。根据病位、虚实不同，具体治法有所差异。

## 四、临证体会

### （一）重视糖尿病的基础治疗

赵青春教授指出绝大多数糖尿病患者需要终身治疗，其血糖的变化与饮食、运动和情绪等密切相关，因此，糖尿病的基础治疗受到 WHO、IDF 和国内糖尿病专家的高度重视。赵青春教授在平时的诊治过程中，更是对每一位糖尿病患者不厌其烦地进行糖尿病教育。

### （二）重视糖尿病的辨证治疗

赵青春教授经常对学生说，辨证施治是中医的灵魂，每一位患者只有辨证准确，才能起到效如桴鼓的作用。赵青春教授指出，中医药防治消渴病历史悠久，在《内经》《难经》《金匮要略》等古典医学著作思想的影响下，消渴病的病因病机理论及辨证施治得到了充实和发展，因此，在临床中一定要做到精准辨证，精准治疗。

### （三）重视糖尿病的外治疗法

赵青春教授在临床中指出，中医学的外治法如艾灸、针刺、耳针、浴足、推拿等外治法和中药内服共同组成了我们中医丰富多彩的治疗方法，外治疗法不仅能延缓糖尿病各种慢性并发症的产生及进展，更能显著提高糖尿病患者的工作质量、生活质量。因此，在临床上一定要重视外治疗法的辨证应用。

## 五、典型医案

**医案一**

李某，男，46 岁，2020 年 3 月 25 日初诊。

主诉：发现血糖升高 6 年，纳差 1 周。

6 年前体检时测得空腹血糖 10 mmol/L，伴多饮多食，在我院诊断为"2 型糖尿病"，予以"二甲双胍缓释片、格列美脲片治疗"，未系统监测血糖，平素饮食不规律，喜食肥甘厚味之品，近 1 周无明显诱因出现饮食无味，自测空腹血糖波动于 8 mmol/L 左右，餐后 2 h

血糖波动于 14 mmol/L 左右,症见:不思饮食,头脑昏沉,嗜睡多醒,全身困重,腹部胀闷,口苦舌干,大便不调、时干时稀,小便短少,舌苔淡黄,脉濡数。

辨病诊断:消渴病。

辨证诊断:脾胃虚弱证。

治法:益气健脾。

(1)基础治疗:食疗和运动疗法是基础。

糖尿病食疗治疗:主食不能吃粥,蔬菜吃绿颜色者为宜,不宜吃糯食,饮食以一日三餐为宜,另外水果选低糖型且控制总量后只能在两餐之间,分两次吃(每次少量)。

饮食治疗要坚持做到总量控制、结构调整、吃序颠倒,就是指每餐只吃七八分饱,以素食为主,其他为辅,营养均衡,进餐时先喝汤、吃青菜,快饱时再吃些主食、肉类。在平衡膳食的基础上,根据患者体质的寒热虚实选择相应的食物:火热者选用清凉类食物,如苦瓜、蒲公英、苦菜、苦杏仁等;虚寒者选用温补类食物,如生姜、干姜、肉桂、花椒做调味品炖羊肉、牛肉等;阴虚者选用养阴类食物,如黄瓜、西葫芦、丝瓜、百合、生菜等;大便干结者选黑芝麻、菠菜、茄子、胡萝卜汁、白萝卜汁;胃脘满闷者选凉拌苏叶、荷叶、陈皮丝;小便频数者选核桃肉、山药、莲子;肥胖者采用低热量、粗纤维的减肥食谱,常吃粗粮杂粮等有利于减肥的食物。针对糖尿病不同并发症常需要不同的饮食调摄,如糖尿病神经源性膀胱患者晚餐后减少水分摄入量,睡前排空膀胱;合并皮肤瘙痒症、手足癣者应控制烟酒、浓茶、辛辣、海鲜发物等刺激性饮食;合并脂代谢紊乱者可用菊花、决明子、枸杞子、山楂等药物泡水代茶饮。

运动疗法:运动治疗的原则是适量、经常性和个体化。坚持有氧运动,保持健康为目的的体力活动包括每天至少 30 min 中等强度的活动,运动时注意安全性。坚持做适合自己的运动,应循序渐进、量力而行、动中有静、劳逸结合,将其纳入日常生活的规划中。青壮年患者或体质较好者可以选用比较剧烈的运动项目,中老年患者或体质较弱者可选用比较温和的运动项目,不适合户外锻炼者可练吐纳呼吸或打坐功;八段锦、太极拳、五禽戏等养身调心传统的锻炼方式适宜大部分患者;有并发症的患者原则上避免剧烈运动。

《诸病源候论》在防治糖尿病的指导中直接指出了运动与进餐时间安排问题:"先行一百二十步,多者千步,然后食。"《养生法》云:"人睡卧勿张口,久成消渴及失血也"。唐代名医王焘在《外台秘要》一书中说:消渴患者要食后千步走。

(2)内服中药:黄芪30 g,党参15 g,麸炒白术20 g,炙甘草6 g,茯苓20 g,黄连6 g,苍术10 g,葛根30 g,丹参15 g,炮姜6 g,山药30 g,浮小麦30 g,牛膝20 g。10 剂,每天一剂,水煎服。

(3)外治法:艾灸疗法

取穴:气海、关元、神阙、三阴交、足三里。

操作方法及疗程:操作时将艾炷置于穴位上点燃,每穴灸治5~10壮,每次选用6个穴,以上各穴交替使用。每日治疗1次,15d为1疗程。

2020 年 4 月 10 日二诊:纳差好转,头脑昏沉、嗜睡多醒、全身困重减轻,双下肢偶有刺痛,腹部胀闷,口苦舌干,大便粘,小便短少,舌苔淡黄,脉濡数。中药在一诊基础上调整炒白术为白术30 g,调整丹参30 g,加用清半夏10 g,余药物不变,10剂,每天一剂,水煎服。

2020年4月22日三诊:饮食明显好转,头脑昏沉、嗜睡多醒、全身困重明显减轻,腹部胀闷减轻,口苦舌干,二便可,舌苔淡黄,脉濡数。中药在二诊基础上调整黄连9 g,余药物不变,10剂,每天一剂,水煎服。

2020年5月3日四诊:饮食正常,头脑昏沉、嗜睡多醒、全身困重明显减轻,腹部胀闷明显减轻,口苦舌干好转,二便可,舌苔淡,脉濡。自测空腹血糖7.4 mmol/L,餐后2 h血糖11.3 mmol/L。中药同三诊不变,10剂,每天一剂,水煎服。

按语:赵青春教授认为饮食不节,嗜食肥甘,饮酒过度,肠胃积热,脾胃运化失司,湿热内蕴,化燥伤津,阻碍气机,其气上溢,可转为消渴。早在《素问·奇病论》就记载:"此人必数甘美而多肥,肥者令人内热,甘者令人中满,故其气上溢转为消渴"。《圣济总录·消渴》中也提到:"消瘅者,膏粱之疾也,肥美之过积为脾瘅,瘅病既成,乃为消中……"张从正在《儒门事亲》也进一步指出:"故膏粱之人,多肥甘之渴、石药之渴"。《素问·本藏》曰:"脾脆,善病消瘅。"后世王叔和在《脉经》言"消渴脾胃虚,口干饶饮水,多食亦肌虚"。李东垣提出:"又有善食而瘦者,胃伏火邪于气分则能食,脾虚则肌肉消,即食亦也",认为消渴病的病因为脾虚胃热。

本患者长期糖尿病病史,饮食不节,导致脾胃虚弱,湿热滞留中焦,故出现饮食无味,食不消化,怠惰嗜卧,口苦舌干,大便不调,小便频数等症状。脾主运化,喜燥恶湿,其气以升为健。脾胃虚弱,纳运失司,故饮食无味,大便不调;清阳不升,清窍失养,故头眩耳鸣;脾失健运,湿浊内停,阻碍气机,则脘腹胀满;脾主肌肉四肢,湿困中焦,阳气不运,湿淫肌肉,故肢体困倦沉重,甚而疼痛;湿热下注,故小便频急而不爽;湿邪化燥,故口干,舌干乏津。由上可见,脾胃虚弱,清阳不升,湿热内蕴为本证的基本病机变化。

四诊合参,本患者选用金元四大医家之一李东垣所制订的升阳益胃汤加减,方中黄芪,"补益中土,温养脾胃,凡中气不振,脾土虚弱,清气下陷者最宜"(《本草正义》卷1),本方重用黄芪,取其补脾益气,升举清阳。党参、甘草皆甘温补脾之佳品,与黄芪相须而用,则益气补虚之功尤著;白术、茯苓、炮姜为健脾除湿之要药,既可加强诸补药益气之效,又善化中焦湿浊而助脾胃之健运。半夏、苍术燥湿行气和胃,畅中焦之气而止胃气之逆;丹参活血通络湿邪蕴而化热,故用黄连清热燥湿;甘草同用亦可调和药性。诸药相合,补泻兼施,虚实并治,共奏益气升阳,健脾除湿,清热和中之功。


**医案二**

李某,女,76岁,2020年5月27日初诊

主诉:发现血糖升高15年,手足心热1月。

15年前体检时测得空腹血糖12 mmol/L,伴多食易饥,在我院诊断为"2型糖尿病",予以"二甲双胍缓释片、格列美脲片、阿卡波糖片"治疗,未系统监测血糖,1月前无

明显诱因出现短气易汗,手足心热,自测空腹血糖波动于 9.4 mmol/L 左右,餐后 2 h 血糖波动于 12.9 mmol/L 左右。症见:神志清,精神一般,口干,手足心热,头晕目眩,腰膝酸软,倦怠乏力,气短易出汗,纳差,眠差,舌红少苔,脉沉细。

辨病诊断:消渴病。

辨证诊断:脾肾不足,气阴两虚。

治法:益气养阴,滋肾健脾。

(1)基础治疗:运动治疗的原则

1)"一三五七"法则

所谓的"一三五七"运动法则,是指糖尿病患者每天至少选择一种适当的运动方式,每次至少持续 30 min,每周至少锻炼 5 次,每次运动量要控制在人体最大运动量的 70% 左右。

对于肥胖的糖尿病患者来说,运动的原则是:规律、适当、安全、长期。

尽管肥胖对糖尿病患者来说是一大诱因,但在运动过程中,也要遵循"量力而行,持之以恒"的原则。对糖尿病患者而言,不是任何一种运动都有利,也不是运动量越大越好。

如果选择的运动方式不当,运动量不合适,那么反而会给糖尿病患者增加负担,带来危害。

2)合理掌握运动时间

运动从每天 5 min 拉开序幕:刚开始运动时,运动量不宜太大,重度肥胖患者可以先运动 5~10 min,然后逐渐加大运动量。

一般来说,在 1 个月内,应该将运动时间延长到 20~30 min。运动结束时,最好再做 10 min 的放松运动。

老年糖尿病患者血液循环系统适应能力差,在运动停止后,血液大多分布在四肢,如果突然停止运动,有可能会因为血压过低发生晕厥,或者诱发心律失常。

3)选择时间段让运动维持更长久

实际上,在餐后 1~2 h 内运动对任何人来说都是一件难事。运动最为重要的就是要长久坚持,如果饭后时间很紧,那么在平时选择一个整块时间来做运动也是可以的。

避开饭后 30 min 内运动:进餐后,体内的葡萄糖对消化吸收起着重要的作用。若是饭后立刻运动,就会消耗体内的葡萄糖,这反而不利于食物消化。

4)运动流程

每次运动应有运动前 5~10 min 的准备活动(活动关节及韧带,热身运动),运动后至少 5 min 的放松活动(恢复心跳,伸展运动缓解肌肉酸痛)。运动中有效心率的保持时间必须达到 10~30 min。

5)清早和深夜不适合糖尿病患者锻炼

早上刚一睁眼,身体内的各部分机能还未完全苏醒;而深夜则正是身体处于休息的时间。选择两个时间点运动的话,就会打乱人体的生物钟。

6）特别提示

运动要适量,根据自己的身体状态合理选择,循序渐进地进行运动。

（2）外治法:根据耳穴国际标准化方案,选取胰胆、内分泌或压痛点为主穴。阴虚热盛者配肺、胃等穴;气阴两虚者配肺、肾等穴;阴阳两虚者配脾、肾等穴;血瘀气滞者配肝、肾等穴。

治疗方法:患者取坐位,局部常规无菌操作后,用王不留行籽或小绿豆等,贴于0.6 cm×0.6 cm 的小块胶布中央,然后对准耳穴贴紧并稍加压力,使患者耳穴感到酸麻胀。每天自行按压数次,每次 1~2 min,每日 1 次,双耳交替。

（3）内服中药:黄芪 30 g,熟地黄 24 g,山药 30 g,酒山茱萸 15 g,党参 20 g,葛根 30 g,知母 20 g,麸炒苍术 6 g,丹参 20 g,醋郁金 15 g,炒酸枣仁 30 g,桑寄生 30 g,升麻 6 g,桑叶 15 g,黄连 6 g,7 剂,每天一剂,水煎服。

2020 年 6 月 8 日二诊:症见:神志清,精神一般,气短易出汗减轻,头晕目眩好转,口干,手足心热,腰膝酸软,倦怠乏力,纳一般,睡眠改善不明显,舌红少苔,脉沉细。在一诊用药基础上调整炒酸枣仁 20 g、黄连 10 g,加鬼箭羽 20 g,7 剂,每天一剂,水煎服。

2020 年 6 月 17 日三诊:症见:神志清,精神一般,气短出汗明显减轻,头晕目眩好转,口干、手足心热好转,腰膝酸软,倦怠乏力减轻,纳一般,睡眠好转,舌红苔薄,脉沉。同二诊用药不变,7 剂,每天一剂,水煎服。

2020 年 6 月 25 日四诊:症见:神志清,精神一般,气短出汗明显好转,头晕目眩好转,口干、手足心热好转,腰膝酸软,倦怠乏力明显减轻,纳一般,睡眠好转,舌红苔薄,脉沉。自测空腹血糖 6.9 mmol/L,餐后 2 h 血糖 9.8 mmol/L。中药同二诊用药不变,7 剂,每天一剂,水煎服。

按语:赵青春教授认为素体阴虚,五脏虚弱是消渴病发生的内在条件,故《灵枢·五变》曰:"五脏皆柔弱者善病消瘅"。《灵枢·本脏》:"心脆则善病消瘅热中;肺脆则苦病消瘅易伤;肝脆则善病消瘅易伤;脾脆则善病消瘅易伤;肾脆则善病消瘅易伤。"体质虚弱可分为脾气虚、肾阴虚、肾阳虚三个方面。肾阴虚在消渴的致病因素中尤为重要。刘河间的《河间六书·消渴》提到:"肾消者,病在下焦,初发如膏淋,下如膏油之状,致病成而成面色黧黑,形瘦而耳焦,小便浊而有脂"。张景岳的《景岳全书》也提到:"下消而兼涩者,宜补宜利,以六味地黄丸之类主治","下焦无火儿兼滑者,当以固肾补阴为主"。

赵青春教授认为老年人多虚,在 2 型糖尿病患者中尤以气阴两虚型为多见,这是因为糖尿病患者基本病机为阴虚,而尤以肾阴虚为主,老年患者病程冗长,加之患者往往多年服用苦寒药物而损伤脾胃,形成气阴两虚之证。老年患者不仅肾阴虚,往往气虚更为明显。这些老年糖尿病患者血糖、尿糖居高不下,但多饮、多食、多尿不典型,而仅以倦怠乏力、气短懒言、腰膝酸软、四肢麻木等为主要特征。辨证属气阴两虚之证,治疗应当气阴两补,故选用参芪地黄汤加减,黄芪补益脾肺之气,党参补脾益肺生津,而形成气阴双补之剂,使水津四布,五经并行,正如《医学心悟·三消》所言:"治下消者,宜滋其肾,兼补其肺"可谓深得治疗消渴病之要旨。熟地甘温质润,为益气补血滋阴之品;山药甘平,能补脾气、益脾阴,有益气养阴之效;山萸肉微温质润,性温而不燥,能养阴补肝、益肾气;黄连苦寒,清热燥湿,泻火解毒;知母甘寒,滋肾润燥,上润肺燥、泻肺火,中清胃火、除烦渴,下滋肾阴、润肾燥而退骨蒸。二者相须为用,为降血糖之经验药对。葛根甘、辛、凉,生津止渴,升阳,通经活络;麸炒苍术辛、苦、温,归脾、胃、肝经,燥湿健脾;丹参苦、微温,祛瘀活血;醋郁金性凉,味苦、辛,具有理气解郁、祛瘀止血之功效;炒酸枣仁性平,味酸、甘,归心、肝、胆经,宁心安神;桑寄生味苦、甘,性平,补肝肾,强筋骨;升麻味苦、甘,气平、微寒,浮而升,阳也,无毒,入足阳明、太阴之经,能升脾胃之气。桑叶味苦、甘,性寒,归肺、肝经,具有清肺之功效,《本草纲目》记载:桑叶"汁煎代茗,能治消渴"。现代研究表明,桑叶中含有的生物碱类成分具有显著的调节血糖的作用;桑叶黄酮类、多糖类成分具有一定的调节血糖及防治并发症发生的作用。此外,桑叶中尚含有多种功能性成分,如植物甾醇类、微量元素、维生素、氨基酸等。药理活性评价表明,桑叶具有显著的降血糖、降血压、抗菌和抗病毒等多种生理活性,且具有作用温和、持久、毒副作用小等特点,其作用机制表现为多成分、多靶点、多途径、多效应的特色和优势。二诊中患者仍眠差,调整炒酸枣仁 20 g 安神,调整黄连 10 g 加强清热功效,加鬼箭羽苦,寒之品,破血通经,现代药理研究有降糖作用。通过四次就诊,患者症状明显好转,血糖基本稳定,通过随访,患者无特殊不适,血糖平稳。

**医案三**

杨某,女,54 岁,2020 年 8 月 3 日初诊

主诉:发现血糖升高 3 年,口苦咽干纳差 10 d。

3 年前体检时测得空腹血糖 8.4 mmol/L,不伴三多一少症状,在我院诊断为"2 型糖尿病",予以"二甲双胍缓释片、阿卡波糖片治疗",未系统监测血糖,平素情绪波动较大,易怒,10 d 前生气后出现口苦、咽干、纳差,自测空腹血糖波动于 9 mmol/L 左右,餐后 2 h 血糖波动于 13 mmol/L 左右,症见:口苦,咽干,心悸,心烦喜呕,嗳气,食少吐涎,两侧胁肋部窜痛,眠一般,小便不利,舌淡苔薄白,脉弦。

辨病诊断:消渴病。

辨证诊断:少阳证。

治法:和解少阳。

(1)饮食及运动治疗。

(2)情志调理:《儒门事亲·三消之说当从火断》说:"不减滋味,不戒嗜欲,不节喜怒,病已而复作。能从此三者,消渴亦不足忧矣"。

中医认为,长期的过度精神刺激,情志不舒,郁怒伤肝,肝失疏泄,气郁化火,可上灼肺胃阴津,下灼肾阴;或思虑过度,心气郁结,郁而化火,心火亢盛,可损耗心脾精血,灼伤胃肾阴液从而导致消渴病的发生。

现代研究证明:情绪不稳定,神经内分泌功能失调,可使肾上腺素增加,去甲肾上腺素,甲状腺素功能亢进,抑制胰岛素分泌,或使胰高血糖素分泌增加而诱发或加重糖

尿病。

情志失调可导致气血正常运行失调,怒则气上,气血上冲于头,轻则发为中风而致半身不遂,言语不利(中经络);重则昏迷不省人事(中脏腑)。气滞血瘀,络脉瘀阻形成胸痹心痛证;瘀阻肢端而发为糖尿病足。总之消渴病是多脏腑、多器官受累,症状错综复杂的全身病变,而情志失调,气机紊乱,气血津液输布代谢失常贯穿了该病的始终,是本病发生发展的重要环节。

中医学认为,肝主疏泄,调节气血津液的代谢。肝失疏泄,则气血津液代谢失常,而使消渴病情加重。所以,消渴患者应心情舒畅。临床上观察,许多患者在发病前都有不同程度的精神创伤,发病后又忧心忡忡,每使病势加剧,或迁延难愈。

现代医学认为,心理治疗是糖尿病的基本治疗原则,其内容主要是解除患者疑虑、担心、害怕的心理。研究表明,不良情绪可引起神经内分泌紊乱而导致血糖升高,从而加重糖尿病。因此糖尿病患者应正确对待疾病,放宽心情。

因此对于此类患者医护人员应在治疗的基础上多主动运用言语进行情志疏导,关心体贴患者,耐心解释病情,使其正确认识和对待疾病,修身养性,陶冶性情,保持心情舒畅,调畅气机;树立战胜疾病的信心和乐观主义精神,配合医生进行合理的治疗和监测。

(3)中药内服:醋北柴胡10 g,黄芩10 g,清半夏10 g,太子参30 g,炙甘草10 g,化橘红10 g,茯苓20 g,麸炒枳壳10 g,醋郁金15 g,金钱草20 g,丹参15 g,桔梗10 g,盐车前子20 g(包煎),生姜9 g,大枣4枚。7剂,每天一剂,水煎服。

2020年8月12日二诊:口苦、咽干、心悸好转,心烦喜呕、嗳气减轻,食少吐涎有所减轻,两侧胁肋部窜痛减轻,眠一般,小便不利,舌淡苔薄白,脉弦。中药在一诊方药基础上去茯苓、盐车前子,加黄柏6 g,茯苓皮30 g,知母15 g,冬瓜皮30 g 7剂,每天一剂,水煎服。

2020年8月19日三诊:口苦、咽干、心悸明显好转,心烦喜呕、嗳气明显,食少吐涎、两侧胁肋部窜痛缓解,眠一般,小便利,舌淡苔薄白,脉弦。中药同二诊方药,10剂,每天一剂,水煎服。

按语:赵青春教授认为平素气机失调,肝郁气滞,情志不舒;或郁怒伤肝,肝失疏泄;或精神经常受到刺激,日久气郁化火,消烁津液,上灼肺胃阴津,下灼肾阴,而转为消渴。早在《素问·五变》就记载:"怒责气上逆,胸中蓄积,血气遂留,宽皮充肌,血脉不行,转而为热,热则消肌肤,故为消瘅"。刘河间在《三消论》中更为明确地提出:"消渴者……耗乱精神,过违其度,而燥热郁盛之所成也"。叶天士也在《临证指南医案·三消》中提到:"心境愁郁,内火自燃,乃消症大病"。

本患者生气后出现口苦咽干纳差等不适,四诊合参,当辨证为"少阳证"。少阳经脉循胸布胁,位于太阳、阳明表里之间。足少阳之脉起于目锐眦,其支者,下胸中,贯膈,络肝,属胆,循胁里;邪在少阳,经气不利,郁而化热,胆火上炎,而致胸胁苦满、心烦、口苦、咽干;胆热犯胃,胃失和降,气逆于上,故默默不欲饮食而喜呕。

根据病机选用和解少阳的代表方剂—小柴胡汤;方中柴胡苦平,入肝胆经,透泄少阳之邪,并能疏泄气机之郁滞,使少阳在经之表邪得以疏散。黄芩苦寒,清泄少阳在府之里之热。柴胡之升散,得黄芩之降泄,两者配伍,是和解少阳的基本结构。胆气犯胃,胃失和降,佐以半夏、生姜和胃降逆止呕;邪从太阳传入少阳,缘于正气本虚,故又佐以太子参、大枣益气健脾,一者取其扶正以祛邪,一者取其益气以御邪内传,俾正气旺盛,则邪无内向之机。炙甘草助参、枣扶正,且能调和诸药,为使药。诸药合用,以和解少阳为主,兼补胃气,使邪气得解,枢机得利,胃气调和,则诸症自除。原方"去滓再煎",使药性更为醇和,药汤之量更少,减少了汤液对胃的刺激,避免停饮致呕;心下悸,小便不利,是水气凌心,加茯苓、金钱草、车前子利水宁心;桔梗宣肺利咽,橘红、郁金、炒枳壳理气;丹参活血通络。小柴胡汤为和解剂,一般服药后不经汗出而病解,但也有药后得汗而愈者,这是正复邪却,胃气调和所致。正如《伤寒论》所说:"上焦得通,津液得下,胃气因和,身濈然汗出而解。"

**医案四**

李某,女,77岁,2019年6月14日初诊。

主诉:发现血糖升高20年,乏力、水肿2月。

20年前因多食易饥就诊于当地医院测得空腹血糖9 mmol/L,诊断为"2型糖尿病",予以"二甲双胍肠溶片、格列齐特片"治疗,未系统监测血糖,1年前因尿中有泡沫就诊于我院查尿蛋白肌酐比升高(具体不详),诊断为"2型糖尿病性肾病",予以"二甲双胍缓释片、阿卡波糖片、胰激肽原酶肠溶片"治疗,2月前无明显诱因出现乏力、水肿,行肝肾功能未见明显异常,在当地予以中西药治疗后水肿反复,现症见:神志清,精神一般,乏力,口干,双下肢水肿、麻痛,头晕,心慌,腰酸,纳可,眠可,大便一般,小便量少,舌暗苔白,脉细涩。

辨病诊断:消渴病。

辨证诊断:气阴两虚,瘀水互结。

治法:补气养阴,活血利水。

(1)饮食及运动治疗

《诸病源候论》在防治糖尿病的指导中直接指出了运动与进餐时间安排问题:"先行一百二十步,多者千步,然后食。"《养生法》云:"人睡卧勿张口,久成消渴及失血也"。唐代名医王焘在《外台秘要》一书中说:消渴患者要食后千步走。

(2)糖痛外洗方外用浴足

组成:黄芪、当归、丹参、赤芍、川芎、伸筋草、桂枝、透骨草、艾叶、木瓜、川牛膝。

用法:共为细末,每日1~2次,每次100 g,用1200 mL温开水溶解后浸洗患处,温度40度,浸泡20~30 min,10 d为1疗程。

功用:温经活血,通络止痛。

主治:消渴病痹症瘀血阻络所致凉、麻、痛、痿诸症。

注意事项:水温不可太高,以免烫伤皮肤,最好让健康人帮助试水温。

（3）内服中药

黄芪 30 g,当归 12 g,葛根 30 g,丹参 20 g,川牛膝 30 g,地黄 15 g,熟地黄 18 g,麸炒苍术 10 g,山药 30 g,陈皮 10 g,肉桂 3 g,益母草 30 g,泽兰 15 g,天麻 15 g,醋郁金 15 g,瓜蒌皮 10 g。10 剂,每天一剂,水煎服。

2019 年 7 月 1 日二诊:服药后乏力减轻,双下肢水肿有所好转,双下肢偶有刺痛,余同前。中药在上方基础上调整当归 10 g,瓜蒌皮 12 g,余用药不变。10 剂,每天一剂,水煎服。

2019 年 7 月 22 日三诊:神志清,精神一般,乏力,口干、口渴明显,双下肢水肿、头晕、心慌、腰酸、纳可、眠可,大便一般,小便量少,舌暗苔稍黄,脉细涩。中药在上方基础上去醋郁金,调整地黄 20 g,加黄连 6 g。10 剂,每天一剂,水煎服。

2019 年 8 月 12 日四诊:神志清,精神一般,头晕明显,乏力减轻,口干、口渴减轻,双下肢水肿减轻,心慌,腰酸减轻,纳一般,眠可,大便干,小便量可,舌暗苔白,脉细涩。

天麻 15 g,白术 20 g,茯苓 20 g,陈皮 10 g,清半夏 10 g,麸炒枳壳 10 g,炙甘草 6 g,黄芪 30 g,砂仁 6 g(后下),熟地黄 20 g,山药 30 g,酒山茱萸 15 g,川牛膝 30 g,泽兰 18 g,丹参 20 g,肉桂 3 g。10 剂,每天一剂,水煎服。

2019 年 9 月 23 日五诊:神志清,精神一般,头晕减轻,乏力,口干、口渴减轻,双下肢水肿减轻,心慌,腰酸,纳一般,眠可,大便一般,小便量可,舌暗苔白腻,脉细涩。

天麻 15 g,白术 30 g,茯苓 20 g,盐泽泻 18 g,熟地黄 20 g,山药 30 g,酒山茱萸 15 g,川牛膝 30 g,泽兰 20 g,绵萆薢 10 g,丹参 15 g,肉桂 6 g,黄芪 30 g,砂仁 6 g(后下),12 剂,每天一剂,水煎服。

2019 年 10 月 30 日六诊:神志清,精神一般,腰酸,头晕减轻,乏力,口干、口渴减轻,双下肢水肿缓解,双下肢偶有刺痛,心慌,纳一般,眠可,大便稀,小便量可,舌暗苔白,脉细涩。中药在上方基础上调整酒山茱萸 20 g,丹参 20 g,加盐益智仁 15 g,余治疗同前不变。15 剂,每天一剂,水煎服。

2019 年 12 月 30 日七诊:神志清,精神一般,腰酸稍有好转,头晕减轻,乏力、口干、口渴减轻,双下肢水肿缓解,双下肢刺痛减轻,心慌减轻,近日低头过多后颈部不适,纳一般,眠可,大便稀,小便量可,舌暗苔白,脉细涩。测得空腹血糖 8.4 mmol/L。中药在上方基础上加鬼箭羽 20 g 葛根 30 g。15 剂,每天一剂,水煎服。

2020 年 3 月 20 日八诊:神志清,精神一般,腰酸稍有好转,头晕减轻,乏力、口干、口渴减轻,双下肢水肿缓解,双下肢刺痛减轻,心慌减轻,近日低头过多后颈部不适,纳一般,眠可,大便一般,小便量可,舌暗苔白,脉细涩。测得空腹血糖 7.2 mmol/L。中药在上方基础上调整盐泽泻 15 g,川牛膝 20 g,丹参 30 g,肉桂 5 g,去鬼箭羽,加炒苍术 6 g,枸杞子 15 g。15 剂,每天一剂,水煎服。

2020 年 6 月 8 日九诊:神志清,精神一般,头晕反复,感口干、口渴,腰酸好转,乏力减轻,双下肢水肿缓解,双下肢刺痛减轻,心慌减轻,颈部不适好转,纳一般,眠可,大便一般,小便量可,舌暗苔白,脉细涩。测得空腹血糖 8.1 mmol/L。

天麻 15 g,白术 30 g,盐泽泻 15 g,葛根 30 g,熟地黄 24 g,山药 30 g,酒山茱萸 15 g,炒苍术 10 g,黄芪 30 g,丹参 20 g,肉桂 6 g,川芎 10 g,桑叶 15 g,升麻 6 g,牛膝 20 g,黄连 3 g。10 剂,每天一剂,水煎服。

2020 年 7 月 22 日十诊:神志清,精神一般,心慌反复,头晕反复,口干、口渴,腰酸好转,乏力减轻,双下肢水肿缓解,双下肢刺痛减轻,颈部不适好转,纳一般,眠可,大便可,小便量可,舌暗苔白,脉细涩。测得空腹血糖 7.1 mmol/L。中药在上方基础上去牛膝,调整白术 20 g,川芎 12 g,加红景天 20 g。15 剂,每天一剂,水煎服。

2020 年 11 月 11 日十一诊:神志清,精神一般,心慌、头晕明显好转,口干、口渴、腰酸好转,乏力减轻,双下肢水肿缓解,双下肢刺痛减轻,纳一般,眠可,大便可,小便量可,舌淡苔白,脉细涩。测得空腹血糖 6.3 mmol/L。

天麻 15 g,白术 20 g,盐泽泻 15 g,葛根 30 g,川芎 10 g,石菖蒲 10 g,熟地黄 24 g,山药 50 g,酒山茱萸 15 g,炒苍术 10 g,桑叶 18 g,升麻 6 g,黄芪 30 g,丹参 20 g,肉桂 6 g,黄连 3 g,茯苓 20 g,牛膝 20 g。15 剂,每天一剂,水煎服。

按语:本患者以"发现血糖升高 20 年,乏力、水肿 2 月"为主诉就诊,四诊合参,当属"气阴两虚,瘀水互结证",治疗以补气养阴,活血利水为治法,基础方选用黄芪当归补血汤和六味地黄汤加减。肾为水脏,肾阴亏损,常致水液代谢失常,泛滥肌肤而为水肿。故六味地黄汤常可用于治疗水肿。然水肿日久壅塞气机,气行不畅;或久而气伤,无力推运,血行缓慢,久而瘀滞,"血不利则为水",水瘀交阻,复伤肾阴,形成恶性因果循环,导致病情日益危重。故临床常配以益气、利水、活血之品,经过两年间断治疗,患者各种主症均明显好转。方中重用黄芪,用意有二:一是滋阴补血固里不及,阳气外亡,故重用黄芪补气而专固肌表;一是有形之血生于无形之气,故用黄芪大补脾肺之气,以资化源,使气旺血生。配以少量当归养血和营,则浮阳秘敛,阳生阴长,气旺血生,虚热自退。六味地黄丸为肝肾阴虚而设,使用加减中若"水不制火,火旺阳经"之血证、湿热、伏邪诸证多去山萸肉,"内无实火""血燥阴虚"者去牡丹皮、泽泻,阴虚水亏者去茯苓,痰火、湿热者去怀山药。治疗过程中患者头晕明显,古予以六味地黄汤合半夏白术天麻汤加减,肾为先天之本,藏精生髓,若肾阴不充,导致髓海空虚,上下俱虚,发为眩晕,故此类眩晕常以六味地黄丸为主方配以天麻等平肝息风,重镇潜阳之品,所谓"诸风掉眩,皆属于肝",故常配以治肝之品。

本患者合并早期糖尿病肾病,中药具备多靶点、多层次结合治疗作用和功能调节作用,对糖尿病的治疗不仅仅针对降低血糖,其突出优势在于能有效地阻止和延缓 DCC 的发生和发展,改善口渴多饮、多食、多尿、乏力等症状,提高患者的生活质量,且具有不良反应少、毒性低的优点。日本研究者曾通过动物实验证实六味地黄方剂可抑制醛糖还原酶活性,减少山梨醇在红细胞的蓄积。有研究观察了六味地黄丸对早期糖尿病肾病患者红细胞酶—醛糖还原酶(AR)活性的影响,结果表明,六味地黄丸可使 AR 活性明显下降及尿白蛋白排泄率明显改善,而对血糖、血压、血脂没有明显影响,这提示六味地黄丸对早期糖尿病肾病有一定疗效,且不依赖于降糖、降压与降脂作用,而很可能是直接降低了

AR活性的结果。另据报道,六味地黄丸可以降低肾组织中的过氧化脂质的含量,提高超氧化物歧化酶的活性,减轻肾脏肥大及降低其高滤过率,可能也是其治疗糖尿病肾病的重要机制。

## ▶▶ 参考文献

[1]程凤银,叶盛英.桑叶抗糖尿病研究概况[J].药学实践杂志,2005,23(2):71-74.

[2]IMRAN M,KHAN H,SHAH M,et al. Chemical composition and antioxidant activity of certain Morus species[J]. J Zhejiang Univ Sci B:Biomed Biotechnol,2010,11(12):973-980.

[3]宿树兰,段金廒,欧阳臻,等.我国桑属(Morus L)药用植物资源化学研究进展[J].中国现代中药,2012,14(7):1-6.

[4]马丽丽,邹欣蓉,刘琼,等.桑树资源在预防和治疗2型糖尿病中的作用[J].中草药,2014,45(22):3337-3342.

[5]欧阳臻,李永辉,宿树兰,等.桑叶多糖的含量测定[J].食品科学,2003,24(11):118-120.

[6]ZHANG L L,BAI Y L,SHU S L,et al. Simultaneous quantitation of nucleosides,nucleobases,amino acids,and alkaloids in mulberry leaf by ultra high performance liquid chromatography with triple quadrupole tandem mass spectrometry[J]. J Sep Sci,2014,37(11):1265-1275.

[7]刘长山,朱禧星.7种药物对醛糖还原酶的抑制作用[J].中国中药杂志,1997,22(6):372-373.

[8]袁咏,曲竹秋,周云岩,等.六味地黄汤对糖尿病大鼠肾脏抗过氧化损伤的影响[J].新中医,1999,31(6):36-37.

[9]朴元林,洪英杰,葛光岩.六味地黄汤对实验性糖尿病大鼠心、肝、肾组织中过氧化氢酶活性和过氧化脂质含量的影响[J].延边大学医学学报,1998,21(3):156-160.

# 水 肿

## ▶▶ 一、疾病概述 ●

　　水肿在中医学中具有悠长的历史，《灵枢·水胀》记载了对水肿症状的详尽描述："水始起也，目窠上微肿，如新卧之状，其颈脉动，时咳，阴股间寒，足胫，腹乃大，其水已成矣，以手按其腹，随手而起，如裹水之状，此其候也"。《金匮要略》中将水肿称为"水气"，水气病即水肿病，是由于脏腑功能失调，津液运行障碍，以致水湿停聚，泛滥人体各部形成以水肿为主要的症状的病症，并以表里上下为纲将水肿分为风水、皮水、正水、石水、黄汗五型。《诸病源候论》有"十水候"。"二十四水候"之称，其中"十水候"根据脏腑分类，《千金要方》《千金比翼方》补充了大量的治疗方剂。《丹溪心法.水肿》提出了阴水、阳水分类"若遍身肿，烦渴，小便赤涩，大便闭，此属阳水……若遍身肿，不烦渴，大便溏，小便少，不涩赤，此属阴水"。《医学入门》："水肿有痰阻、食积、血瘀，致清不升，浊不降而成者，有湿热相生，隧道阻塞而成者，有燥热冲激，秘结不通而成者，证属有余。有服寒凉伤饮食，中气虚衰而成者，有大病后，正气衰惫而成者，有小便不利，水液妄行，脾莫能制而成者，证属不足"。

## ▶▶ 二、病因病机 ●

　　中医认为，水肿病多由肺、脾、肾三脏功能失常，三焦水道不通，而引起水液代谢障碍。《内经》中提到："其有不从毫毛而生，五脏阳以竭也"，水肿病的根本原因是五脏阳气的虚衰，而引起全身气化功能障碍。人体水分的良性运作，与气息相关，脾气、肺气、肾气等脏腑器官维持在健康状态，则有助于人体的气化畅行，小便通利，以此促进其水液代谢。相反，如果人体受到外邪入侵、脾弱虚寒、饮食紊乱、劳累过度等情形影响，则会导致气血失调、脾脏器官失常，三焦不通，体内潴留积液过多，引发局部或全身性水肿。《素问·灵兰秘典论》："三焦者，决渎之官，水道出焉"，决渎，既疏通之意，强调三焦有运行人身水液的功能，是水液代谢的通道，水液的正常代谢，又须阴液充盛，阳气旺，且能通调敷布，方能蒸腾阴液布于周身，水液方能正常代谢，反之则水肿形成。

## ▶▶ 三、辨证论治

赵青春教授认为水肿辨证一辨表里虚实,二辨脏腑。初期以表实为主,失治、误治则由表入里,兼正气损耗,邪气内陷入里,成里虚证或虚实夹杂之证。其次为辨脏腑,水肿病位有肺、脾、肾、三焦之不同,其他脏腑功能失调波及前者,也会导致水肿。有表实者,当以解表为先,里虚或虚实夹杂着,兼以宣降肺气、温肾健脾、滋补肾阴、通利三焦等。根据各脏腑病变特点以定证选方。其中,脾肾亏虚者为多,其次为风邪犯肺、三焦不利证,肾阴亏虚亦可见。

## ▶▶ 四、临证体会

### (一)病证结合,舍病从证

其在诊疗水肿过程中体现勿因局部而忽视整体,水肿形成,阴局部冰洁不化,调整体以治局部,不要见病治病,见局部治局部。赵青春教授认为"证"不仅反映外在病因,还揭示机体内在多因素复杂变化,动态反映疾病过程中,伴随正邪相争而发生的病因病性变化,证是患者在疾病过程中,不同阶段机体生命水平、邪正对比状态、机体内在环境特点高度概括和动态演变。中医治疗是通过调节阴阳,纠正正邪对比状态,来达到机体内在阴阳平衡和恢复机体五脏六腑功能。中医有"同病异治,异病同治"之说,其原则并不是在同类疾病中运用,而是可以在各种病症中应用,只要"证"同,治就同,这就是中医的有是证,用是药,证千变万,药亦千变。因为中医治疗的重点不仅仅局限于病因和临床症状,而是着眼于病症的演变过程,邪正的对比状态。

### (二)伏邪入里,先表后里

伏邪入里当外透,水肿何以演变为三阴寒凝、气化冰洁局面,邪之中人,初必在表,失治、误治则由表入里,正气亏虚,邪陷愈深,故水肿患者,多有外感寒邪久伏病史,有表急则立足于"表里观"先解表,无表急则立足于"正邪观",创造机会透邪出表;伏邪学说历代医家意见不统一,《素问·阴阳应象大论篇》:"冬伤于寒,春必温病;春伤于风,夏生飧泄;夏伤于暑,秋必痎疟;秋伤于湿,冬生咳嗽。"认为病邪的伏藏,都是前一季节感邪,后一季节发病;有的认为风寒无伏藏,温暑也有随感即发的;有的学者不认可《内经》对病邪能够伏藏的认识;亦有把"伏邪"当作特有的病因或病类来认识。尤其在邪伏的部位上,医家们各执己见。伏邪特点具有表里同病、表证隐匿、表证多寒特点,治则以透解为大法,"透"者,通也,显也。透邪法在于促进气血流畅,保证病邪向外出表的管道通畅,使佛郁之邪热由里向外转化,或径透出表卫而解。故赵青春教授特别强调透邪,先表后里为其常法。

### (三)气不化水,水肿难消

气化障碍,责之肾阳。水不自行,赖气以动,故水肿一证,是气化功能障碍的表现。《景岳全书·肿胀》中曰:"凡水肿等证,乃肺脾肾三脏相干之病。盖水为至阴,故其本在肾;水化于气,故其标在肺;水惟畏土,故其制在脾。"病机上以虚为本,虚中有实,实中有虚。肾阳是全身阳气之根本,童氏认为,肾病水肿,主要责之于肾中阳气之虚衰。《医门法律·水肿门》云:"然其权尤重于肾。肾者,胃之关也,肾司开阖,肾气从阳则开……肾气从阴则阖,阴太盛则关门常阖,水不通为肿。"明代医家张介宾认为:"水肿证,以精血皆化为水,多属虚败,治以温脾补肾,此正法也……气虚者不可复行气,肾虚者不可复利水,且温补即所以化气,气化而痊愈者,愈出自然。"故在治疗上,赵青春教授以温补肾阳为主。少火生气,温阳助气。"少火"首见于《黄帝内经》。《素问·阴阳应象大论》云:"壮火之气衰,少火之气壮。壮火食气,气食少火。壮火散气,少火生气。""少火"为承平之阳气。引申为"少火"乃生理之火。《医学正传》曰:"少火生气,谓滋生元气……盖火不可无,亦可少而不可壮也,少则滋助乎真阴,壮则烧灼乎元气。"明代吴崑对《内经》中"壮火少火"注释为:"气生壮火,故壮火食气;少火滋气,故气食少火。以壮火食气,故气得壮火则耗散;以少火益气,故气得少火则生长。"故赵青春教授认为温补肾阳乃恢复人体水液正常气化之根本,但温肾助阳之药量以轻为主,防过于辛热以"壮火食气"。少量温肾助阳之药物,意在微微生少火以生肾气,水液得以气化,水肿自然易于消退;肾中元气充足,水肿自然无以反复。

### (四)通利三焦,化气行水

《素问·灵兰秘典论篇》谓:"三焦者,决渎之官,水道出焉"。《难经》则说:"三焦者,水谷之道路,气之所终始也。"这些都说明中医认为"三焦"代表着全身水液运行功能。三焦不仅仅是气,或者是元气的运行通道,也是水谷精微的运行通道。这个水谷,既包括水液,也包括由水谷入胃以后化生的各种精微物质,它们都可以通过三焦在人体升降出入。在这里,其实更为熟悉的观点是,三焦是水液的运行通路。因为五脏十二官里面就说,"三焦者,决渎之官,水道出焉"。"决"就是挖,"渎"就是沟渠,"决渎之官"的意思就是说,挖沟渠的官员,可见它的主要作用是起到一个通道的作用。那么这个通道里面,主要走什么?"水道出焉"。所以三焦能够走气,能够走水谷精微,但是其中尤其重要的是它能够行水。所以说我们在水液代谢病中,往往责于三焦的水液气化不力,积滞于体内的水液无外出之途,水肿亦难消退,故赵青春教授认为化气行水是治肿的一个重要方法。

## ▶▶ 五、典型医案 ●

**医案一**
张某,女,38岁。2021年11月1日
主诉:周身水肿7 d。

7 d 前因感冒后周身水肿,双下肢不温,胸中烦热,汗出,神疲乏力,大便稀溏,小便短少,舌质红,苔薄白,脉沉细。

辨病诊断:水肿。

辨证诊断:寒热错杂证。

治法:温补脾肾,利水消肿。

方药:乌梅丸加减。乌梅 20 g,细辛 3 g,干姜 10 g,桂枝 10 g,黄连 5 g,炙甘草 6 g,当归 10 g,黄柏 6 g,人参 10 g,黑顺片 10 g,花椒 6 g。7 剂。

按语:患者青年女性,双下肢水肿,伴下肢不温,汗出,神疲乏力,大便稀溏,小便短少,当从《景岳全书·肿胀》"水肿证,以精血皆化为水,多属虚败,治宜温脾补肾",以温运脾肾阳气,化生气血为主,予实脾饮合真武汤似较贴切,何以乌梅丸为主,乌梅丸为张仲景《伤寒论》厥阴证之主方,属于典型的寒热错杂证,厥阴者,阴之极也,两阴交尽,为阴尽阳出之脏,邪客其经,从阴化寒,从阳化热,故阴阳错杂,寒热混淆。"厥阴之为病,消渴,气上撞心,心中疼热","饥而不欲食,食则吐蛔,下之则利不止",体现厥阴上、中、下之临床表现,该患者存在"下"的临床表现,小便不适,周身水肿,局部有热的表现,舌质红之中焦热邪证候,下肢不温,神疲乏力,脉沉细之脾肾阳虚,气血不足征象,故温补同时,兼以清余热。方中附子、桂枝、细辛、花椒、干姜诸多温热之品,能温肾暖脾,振奋阳气;人参、当归益气补血,合温热之品则能体现"内生之寒,温必兼补"的治法;黄连、黄柏清热,并制约附子、干姜之类过于温燥,使得全方温而不燥;乌梅酸收,敛汗止泄。诸药合用,共成寒热并用,邪正兼顾,故收效始捷。《内经》:"治病必求本",水肿虽病因复杂,病机变化多端,然穷其本源,不离阴邪为患,元阳虚衰为本,温煦气化乏力。阴平阳秘为治疗水肿的基本治则。

执法而不泥方,是历代医家的共同特点。本案未从仲景所创治疗水肿的甘草麻黄汤、防己黄芪汤、真武汤等方中选择,而选用温脏安蛔之乌梅丸,提示我们临床选方用药,不能机械照搬,当充分重视辨证论治,调理脏腑功能的重要性。

**医案二**

郑某,男,39 岁,2016 年 6 月 10 日

主诉:间作眼睑水肿 1 月余。

患者缘于 1 月前贪凉饮冷后出现咽痛、发热,继而晨起眼睑浮肿,初未在意,后至眼胞臃肿,持续数日未见消退。今为求中医治疗,症见:双眼睑水肿,如卧蚕,按之凹陷,偶有喷嚏、鼻塞,口干,小便短,大便干,饮食、夜寐如常。舌尖红苔薄白,脉数。

辨病诊断:风水病。

辨证诊断:风邪犯肺,水道不利证。

治法:宣肺解表,通利水道。

方药:麻黄连轺赤小豆汤合五苓散加减。麻黄 9 g,连翘 15 g,赤小豆 30 g,杏仁 20 g,蝉蜕 9 g,浮萍 15 g,白术 9 g,茯苓 20 g,猪苓 12 g,泽泻 12 g。7 剂。

2016 年 6 月 17 日二诊:药后肿消,偶有鼻塞、喷嚏,余症除,舌淡苔白,脉缓。上方加桂枝 9 g、苍耳子 12 g,续进 7 剂,煎服法同前。10 月初因感冒来诊,知前药尽服后水肿未再复发。

按语:患者眼睑浮肿,按之成凹,属中医"风水"病范畴。《金匮要略·水气病篇》提出"寸口脉沉滑者,中有水气,面目肿大,有热,名曰风水,视人之目窠上微拥,如蚕新卧起状……陷而不起者,名曰风水。"确定了风水的基本症候,同时指出风水,是由于风邪袭肺,肺失宣降,不能通调水道为主要发病原因的一类水肿。本案患者初起于酷夏贪凉饮冷,风寒外袭,邪正相争而发热;风寒郁而化热,壅结上部咽喉,而咽喉红肿疼痛。后太阳表邪未解,邪毒归里,内合于肺则宣降失司,风遏水阻,因风为阳邪,中人多伤上部,故水肿见于目;肺失宣畅,鼻窍不通,故见鼻塞、喷嚏。肺失宣畅,水道运行不利,三焦气化失常,故口干、小便少。结合舌脉,四诊合参,此属风邪束表、肺失宣降、水道不利证,吾师治以解表散邪、宣肺清热、利水消肿之法,方投麻黄连翘赤小豆汤合五苓散加减。

麻黄连翘赤豆汤宣肺解表、清热利水,五苓散通阳化气、开膀胱利水邪。方中麻黄辛散表邪,开提肺气以利水湿,可使水道通调,则水肿可消;连翘、赤小豆清热解毒、利水消肿。仲景原方用连轺,为连翘根,凡古方中用连轺者,今常以连翘代之。蝉蜕外散风邪,浮萍祛风透表利尿。水不自行,赖气以动,白术补脾益气、燥湿利水,茯苓、泽泻、猪苓利水渗湿而消水肿,杏仁以降气通便。诸药合用,表邪得解、肺气得宣、水道得通,水肿自消。

二诊之时,眼胞水肿已消,然鼻塞、喷嚏未尽,因肺在窍为鼻,肺气不利,鼻窍不通,加苍耳子宣通鼻窍,桂枝辛温解表、通阳化气以行水,巩固疗效。药尽水肿未再复发,疗效满意。

麻黄连翘赤小豆汤此乃足太阳、阳明、手太阴、少阴经之药,柯韵伯《伤寒附翼》:"夫皮肤之湿热不散,仍当发汗;而在里之瘀热不清,非桂枝所宜。必择味之酸苦,气之寒凉,而能调和营卫者,以凉中发表,此方所由制也。赤小豆酸以收心也,甘以泻火,专走血分,通经络,行津液,而利膀胱;佐连翘、杏仁以泻心,麻黄、生姜以开表,甘草、大枣以和胃。"

**医案三**

刘某,男,45 岁。2018 年 12 月 11 日。

主诉:间作下肢水肿 2 年余,加重 7 d。

患者 2 年前出现双下肢水肿,活动后气短,于当地医院西医诊断"慢性心力衰竭",予以利尿、扩冠等治疗,症状好转出院,后下肢水肿反复;7 d 前受凉后,下肢水肿再作,夜间尤甚,晨起减轻,怕冷,气短,纳差,眠尚可,舌质暗,苔白腻,脉沉。

辨病诊断:心水病。

辨证诊断:脾肾阳虚证。

治法:温肾健脾,化瘀利水。

方药：真武汤加减。黑顺片20 g（先煎），白芍10 g，黄芪30 g，茯苓30 g，猪苓20 g，泽泻20 g，车前子12 g（包煎），葶苈子20 g，益母草20 g，红花10 g。7剂。

2018年12月17日二诊：药后患者水肿减轻，怕冷、气短改善不明显，纳眠尚可，小便频，色白，大便1次/d。舌质暗，苔白腻，脉沉。守方加干姜9 g，去葶苈子。

2018年12月24日三诊：药后患者水肿完全消失，怕冷、气短症状明显减轻，余未诉特殊不适，舌质暗，苔薄腻，脉沉而有力。

按语：少阴肾中阳气，主司下焦气化，温煦蒸腾，上可布散津液，下可约关门，使水液正常代谢。患者中年男性，平素生活不规律，肾阳耗损，气化失司，水湿内停外溢，故见下肢水肿；水气凌心，则见心慌；肾阳为一身阳气之根本，肾阳一虚，火不暖土，则脾胃亦虚，运化失司，故见纳差；水郁日久，气化不利，血行不畅，瘀血内阻，故见舌质暗；结合舌脉，四诊相参，辩证脾肾阳虚，水瘀互结证，治以温肾健脾，化瘀利水。

方中黑顺片大辛大热，温肾助阳，化气利水，使肾阳得复则水有所主；黄芪健脾益气，促脾转运，利水消肿，使脾气得复则水有所制；茯苓、猪苓、泽泻、车前子同用，利水渗湿，引水下行，使邪有出路；白芍养血敛阴，以防诸药辛燥，同时利小便《神农本草经》："以行水汽"；葶苈子以泻肺平喘、利水消肿。

二诊之时，患者水肿已明显减轻，怕冷、气短仍在，故加干姜，以"附子无姜不热"，增加辛热之力，以祛寒邪痼疾。14剂后，诸症皆愈，继续给予附子理中丸以巩固调治，疗效满意。

真武，又名玄武，玄武指龟蛇，位于北方，故名玄；身有鳞甲，故名武。《伤寒明理论》云："真武，北方水神也，而属肾，用于治水焉。"水，五行之一，在卦为坎，水体本静，动而不息者，火之为矣。一阳居于二阴之中，静中有动，柔中有刚，刚柔相济，生生不已。这种动态与古代医家对肾的认识一致。明代赵献可在《医贯》中云："两肾俱属水，左为阴水，右为阳水，以右为命门非也，命门在两肾中。"又云："左边一肾属阴水，右边一肾属阳水，各开一寸五分，中间是命门所居之宫。"就水火阴阳而言，只有阳气在位，火力充足，才能温化水气，使阴精敷布于全身。反之，只有阴水封蛰，阳气才不至于越位上浮。所以，就真武之卦象而言，它是阴阳矛盾对立的统一体，是水火相济的动态模式。取真武为名，主要是暗示阳气内涵的重要性，同时也显示出阴精对固守阳气的互补力。真武汤组成为：茯苓、芍药、生姜各三两，白术二两，附子一枚（炮）。真武汤既为阳虚水泛而设，其药物不外乎温阳与散水，即扶坎中之阳，摄坎中之水。方中附子为主药，功擅温阳：上温心阳，中温脾阳，下温肾阳，外扶卫阳，内达三焦。如《本草正义》所云，"附子本是辛温大热，其性善走，故为通行十二经纯阳之要药，外则达皮毛而除表寒，里则达下元而温痼冷，彻内彻外，凡三焦经络诸脏诸腑果有真寒，无不可治。"辅以白术甘温以补益中焦，苦温以燥湿，土旺则抑制水泛，清气则得以升达；茯苓甘淡平和，甘以补中焦之气，淡以渗下焦湿浊，补益中焦，导浊下焦，利湿而不伤中气；生姜辛温，走而不守，上以温肺散寒，中以温脾行水，下助附子温肾寒湿，开玄府而达腠理，消散内外之水湿；芍药和营止痛，可使阳气归附于内，不使其耗散于外，并可缓解附姜之辛热，不伤其阴。全方配伍，立足于温补肾阳,辅以助心脾肺之阳,散寒湿,利水邪,可使阳气回而水邪消退,病向愈矣。

心力衰竭是各种心血管疾病发展中的病理过程,也是心血管疾病死亡的主要因素。赵青春教授常运用真武汤化裁治疗心衰,每获良效。其法以《素问·汤液醪醴论》,即开鬼门、洁净府、去菀陈莝为基础。①开鬼门法,即发汗法。对于慢性心衰兼有肺部感染者,可用温阳利水法合宣肺解表法治之,取真武汤配用麻杏石甘汤,酌加鱼腥草、黄芩、前胡、半夏等,标本并治,本以治心,标以治肺,合而为之,取效良多。②洁净府法,即利尿法。当慢性心衰出现高度浮肿、小便不利时,应佐以调理肺、脾、肾三脏气机的方药,促使水邪的代谢,可用温阳利水法合利尿消肿法,取真武汤配用五苓散、防己地黄汤或防己黄芪汤,加用大黄、白茅根、益母草等治之。③去菀陈莝法,即活血化瘀法。当慢性心衰出现肝淤血、颈静脉充盈明显、肝颈回流征阳性,并见舌质紫黯时,可用温阳利水法合活血化瘀法,取真武汤加用当归芍药散,或配用血府逐瘀汤,或配用膈下逐瘀汤,加用鬼箭羽、红花等治之。

**医案四**

张某,女性,53 岁。2021 年 6 月 20 日。

主诉:双下水肿 2 年余,加重 1 周。

患者 2 年前无明显诱因出现双下肢水肿,其间未系统治疗,1 周前双下肢水肿症状加重,查血尿常规、心电图、心脏彩超、肝肾功能等均无异常。目前症见:患者双下肢水肿伴头昏,神疲乏力,四肢不温,畏寒,腰酸,纳差,恶心,胃胀,寐安,小便可,大便稀薄不成形,每日 1 次,已绝经。舌暗红,苔白腻,脉沉无力。

辨病诊断:水肿。

辩证诊断:肾阳不足,水饮内停。

治法:温补肾阳,化气利水。

方药:菟丝子 15 g,茯苓 15 g,桂枝 20 g,白术 15 g,炙甘草 6 g,泽泻 15 g,车前子 20 g,附子 10 g,干姜 10 g,酒茱萸 10 g,熟地黄 5 g,陈皮 15 g。7 剂。

2021 年 6 月 27 日二诊:患者双下肢水肿,已无畏寒,四肢渐温,余证皆有缓解。舌红,苔白腻,脉沉无力。原方基础上微调剂量,患者脉象仍沉而无力,故附子增加至 15 g,另予黄芪 30 g;为增加全方利水之力,车前子、泽泻分别加量至 30 g,予 7 剂。

2021 年 7 月 3 日三诊:患者双下肢水肿消失,其余诸症皆好转。舌淡红,苔白腻,脉弦。为巩固疗效,予 14 剂。后随访之,患者述状态佳,水肿未复发。

按语:患者年逾七七,肾气衰半,《素问·上古天真论篇》言"女子……七七,任脉虚,太冲脉衰少,天癸竭"。加之患者形体肥胖、神疲乏力、四肢不温等一系列临床表现,再结合其舌脉判定为肾阳不足,水饮内停证。具体表现为肾中阳气亏耗,机体寒湿壅盛。湿邪结聚中焦枢机,气机运转失常,阻隔水火上下交融,以致下焦寒水泛溢;阳本匮乏,气化不及,阴阳失衡,阴易偏盛,寒湿聚而为水饮,三焦疏通不畅,故见双下肢水肿;肾阳不足,腰为肾之府,故见腰酸、畏寒;水不及,土来乘,脾土自病,脾不升清,以致头昏;脾运失常,饮入不化,水湿积聚而困脾,故纳差、恶心、胃胀;舌暗红,苔白腻,脉沉无力具为佐证。另赵青春教授时刻注重健益脾胃,一为补脾胃阳气以促水液散化;二为促全方药力吸收。方中附子、干姜助桂枝温阳化气;菟丝子、酒茱萸肉、熟地黄温补肾阳;泽泻、车前子利水消肿;陈皮、茯苓、白术、甘草健脾化湿,疏利中枢;诸药合用,温阳化气,利水消肿,正切"肾阳不足,水饮内停"之病机。二诊时患者仍有水肿,且脉象沉而无力,故加黄芪30 g补气升阳。附子加至15 g,车前子、泽泻分别加至30 g,以增强全方温阳利水之力。三诊时患者诸症皆缓解,为巩固疗效,遵二诊方,继服14剂。

赵青春教授认为本患者水肿的主要病机为阳虚阴盛,并指出人体脏腑功能正常运转离不开阴阳相互制衡,所谓治病求于本,指的是协调人体阴阳,以期达到平衡状态。《内经知要》曰"阳来则物生,阴至则物死。万物之生杀,莫不以阴阳为本始也"。人体水液循环依靠阳气温化,阳气不足,温化不及,则阴盛为患,水液泛滥。故以扶阳消阴法治之,在临证时常以附子、干姜、桂枝回阳化气,以酒茱萸肉、熟地黄温肾益阴补阳,肾阳虚衰,火不暖土,则脾阳也虚,土不制水,则加重水肿,兼见肢冷、纳差、恶心。诚如《景岳全书·肿胀》所云:"盖水为至阴,故其本在肾;水唯畏土,故其制在脾,以黄芪、茯苓、白术、甘草健脾益气升阳,以车前子、泽泻利水消肿,使阳得补,阴可散,各脏腑功能活动回归正常,而后水肿症状自消"。

### 医案五

陈某某,女性,时年67岁。2018年4月14日。

主诉:左下肢水肿20 d。

患者左下肢水肿,按之凹陷,移时始能复原,伴腰部酸痛,睡眠可,无纳差,夜尿频,大便调。舌淡红,苔白干,脉弦滑。

辨病诊断:水肿。

辨证诊断:肾阴虚证。

治法:滋补肾阴,化气行水。

方药:六味地黄汤加减。山茱萸30 g,熟地黄60 g,泽泻20 g,山药30 g,牡丹皮10 g,白芍60 g,川牛膝10 g,续断10 g,秦艽15 g,桑寄生30 g,猪苓10 g。

2018年4月21日二诊:患者服上药后左下肢水肿症状较前缓解,仍有腰部酸痛,夜尿频数,2次/夜。舌淡红,苔白,脉弦滑。上方加金樱子、覆盆子。

2022年4月28日三诊:患者服上药后左下肢水肿明显减轻,腰部酸痛好转,夜尿1~2次/夜。舌淡红,苔薄白,脉滑。继续守上方加减调理。患者反馈良好。

本医案属于中医内科学"水肿"的范畴。《素问·水热穴论篇》指出:"故其本在肾,其末在肺。"水肿为常见病,外感内伤均可引起,病理变化主要在肺脾肾三脏,其中以肺脏为标,以肾脏为本。

水肿的治疗原则是分阴阳而治,阳水主要治以发汗,利小便,宣肺健脾,总以祛邪为主;阴水则主要治以温阳益气、健脾、益肾、补心、兼利小便,酌情化瘀,以扶正为法;虚实并见者,则攻补兼施。水肿消退后,还要谨守病机以图本,健脾益气补肾以资巩固,以杜绝其复发。在饮食调摄上,应特别注意水肿时忌盐,预防外感,避免过劳等。

阴虚导致水肿,一阴阳互根,在病理状态也可互损。阴精是阳气产生的源泉,阴精的亏损势必导致阳气化生的匮乏,此即阴损及阳,阳气不足,可导致水肿的发生。阴阳互损的水肿在临床上常表现为阴阳俱虚,处方前权衡阴阳之偏胜是取效的关键。二气化失常,肾对津液的调节是通过气化来实现的,而气化又是肾气功能的体现,肾气是肾脏化生之气,故肾脏能化生肾气是津液正常代谢的前提。传统意义上讲,气化失常大多指的是阳气,然而肾阴不足同样可以导致气化失常,形成水肿,与阴损及阳所致水肿的病机截然不同。张景岳云:"惟下焦之真水得位,始能分消";唐容川云:"阴虚不能化水,则小便不利"。两者都强调了充足的肾阴对津液代谢的重要意义。三阴虚火旺阴虚火旺亦能造成水液代谢失常形成水肿。阴虚火炽,循三焦上灼肺阴,金被火刑,可使水道失调,于是水热互结,浮肿乃作,陈修园所说的"阴虚无以配阳,则水为热蓄而不行"亦是此意。

按语:本患者久病伤肾,以致肾气虚衰,不能化气行水,遂使膀胱气化失常,开合不利,引起水液潴留体内,泛滥肌肤,而成水肿。方用六味地黄汤滋补肾阴;猪苓加强利尿消肿;桑寄生、川牛膝、续断补肾,强筋骨,方中重用白芍,因芍药性善滋阴,而又善利小便,原为阴虚小便不利者之主药;临床常以六味地黄丸为主治疗阴虚水肿,方中重用熟地补肾填精为主,对此,张介宾先生的认识与论述颇为独到,他在《景岳全书·本草正》中说"凡诸真阴亏损者……或水泛于皮肤,或阴虚而泄利……阴虚而火升者,非熟地之重不足以降之;阴虚而躁动者,非熟地之静不足以镇之;阴虚而刚急者,非熟地之甘不足以缓之。阴虚而水邪泛滥者,舍熟地何以自制?"熟地黄补肾填精,益阴和阳,而能利气化。《回春录》记载王孟英医案:"张与之令堂,久患痰嗽碍卧,素不投补药。孟英偶持其脉,曰:非补不可。与大剂熟地药,一饮而睡。与之曰:吾母有十七载不能服熟地矣,君何所见而重用颇投?孟英曰:脉细痰咸,阴虚水泛,非此不为功。"考熟地甘而微温,滋填肝肾阴精,为治疗阴虚水泛之首选药物。诚然,阴虚之在肝肾者,故当滋填,但临床亦不必拘于此。如《张聿青医案》说:"滋水养肝,摄纳肾阴,水不上泛,则痰即为津为液,不可不知。"诸家均强调滋阴壮水是治疗阴虚水泛之首务。阴精充盈,阴阳平秘,脏腑调和,气化有常,水道通利,水液自无泛溢之由,既泛为水为痰者,亦必随之而消散。阴阳互根,滋阴同时,还须注意阳气之偏盛偏衰,而予以适当处置。后加金樱子、覆盆子温固肾阴;诸药配合,共奏良效。

### 医案六

李某,男性,57岁。2019年10月2日

主诉:面部浮肿3 d,乏力1 d。

乏力,腰痛,口干,面部水肿(眼睑为重),皮温稍高,咽痛咳白痰,纳眠可,小便频,大便次数增多,质稀,舌暗红,苔润滑,脉弦。

辨病诊断:水肿。

辩证诊断:三焦气机不利。

治法:和解少阳,通利三焦。

方药:柴胡24 g,桂枝12 g,茯苓30 g,白术15 g,猪苓20 g,泽泻20 g,干姜10 g,黄芩10 g,法半夏20 g,炙甘草10 g。7剂。

2019年10月9日二诊:乏力及面部水肿减轻,腰痛仍在,无咽痛咯痰,小便正常,大便6次/d,质稀,舌质暗,苔干,脉细弦。加葛根30 g。

2019年10月16日三诊:面部浮肿消失,腰痛减轻,活动后乏力,二便正常,舌质暗,苔薄,脉沉细。后继用上方,加太子参10 g,杜仲20 g,牛膝20 g,予14剂,上述症状均消失。

按语:赵青春教授对于水肿患者多用五苓散进行治疗。"膀胱者,州都之官,津液藏焉,气化而出矣",膀胱的气化失司,病机主要表现为水饮内停、气化不利、阳气不敷、津液不布。《伤寒论》中提及五苓散治疗"小便不利",多表现为小便不顺畅、尿路刺激症状等;《金匮要略》中提及,"虚劳腰痛,少腹拘急,小便不利者,八味肾气丸主之",以方测证,此处"小便不利"指肾阳不足导致的小便频数。而临床上五苓散之应用,不局限于"小便不利",也可以治疗"小便自利"即小便频数等,故而对于"小便不利"的理解,可延伸为"小便不正常",从而扩大五苓散的适应证。《伤寒论》第74条:"中风发热,六七日不解而烦,有表里证,渴欲饮水,水入则吐者,名曰水逆,五苓散主之。"诸药相伍,甘淡渗利为主,佐以温阳化气,使水湿之邪从小便而去。方中猪苓、茯苓、泽泻淡渗利湿,白术健脾燥湿,桂枝解表化气。水者肾所司也,泽泻味咸入肾,而培水之本;猪苓黑色入肾,以利水之用;白术味甘归脾,制水之逆流;茯苓色白入肺,清水之源委,通行三焦。

患者一诊时口干,大便易泻,与情志相关,脉弦,在脏腑辨证上,与肝胆相关;以六经辨证,则病在少阳,当选柴胡剂。少阳病之特点,一为郁,二为火,此案患者以胆气内郁、三焦失司为主,火热之象不显(面部皮温稍高也可佐之)。口干一症,若津液损伤则可见舌质苔干,若苔偏润水滑则责之三焦气化失司、水饮内停,"三焦者,决渎之官,水道出焉"。患者全身水液代谢失常,气机郁而不畅也有重要关系,三焦气郁则易生痰、生湿、生饮,木郁土壅,兼有太阴脾土阳气困遏。既有少阳枢机不利,又有三焦决渎失司、水饮内结,故合用柴胡桂枝干姜汤,寒温并用,和解少阳、温化水饮。二诊时大便次数增多仍在,舌苔变干,再加葛根30 g以"起阴气",生津、升阳止泻,使水湿升腾为津液、不下渗肠道而致泄泻。三诊时诸症均减轻,周身乏力及腰痛明显,脉沉细,辨证肝肾不足,故加太子参补气健脾,同时杜仲、牛膝配伍,杜仲补益力要强,牛膝则更偏重于引血下行,两者同用,对于肝肾虚弱而致的腰痛、乏力,能增强治疗效果,正所谓"杜仲配牛膝,腰脚更有力"

《伤寒论》第147条:"伤寒五六日,已发汗而复下之,胸胁满微结,小便不利,渴而不呕,但头汗出,往来寒热,心烦者,此为未解也,柴胡桂枝干姜汤主之。"伤寒五六日,汗后又下,此属误治,误治后表邪未解,传入少阳半表半里及阳明、太阴之里,证候多端,寒热错杂,属厥阴病。"头汗出",条文云:"此为未解也",方中有桂枝辛温宣散解表,或应有头痛、发热、恶风等症,皆为表邪未解之见证。"往来寒热""心烦""胸胁满"等,为少阳病见证;"口渴""心烦""头汗出",为阳明病见证。"渴",原因有二:一是下后津伤而口渴;二是饮停中焦,中焦之阳不能化气生津,津液不能上承而口渴。"小便不利",原因有三:一是下后伤津而不利;二是水饮内停,三焦气机不畅,气化失常而不利;三是表邪未解,里不通透而不利。"胸胁满微结",需重点从两方面理解:一是因下法伤里,些许虚寒水饮与少阳、阳明邪热互结于胸胁,此互结阻滞较轻,远不似结胸之甚,故称"微结",此寒热错杂之互结,有"痞满"之意。"痞"者,互结阻滞不通也,为太阴虚寒水饮与阳明等热邪互结,寒热错杂,阴阳不交,气机不畅,升降失司,故方中用干姜、牡蛎温中逐饮,散结除痞。二是应为"阳微结",如《伤寒论》第 148 条,条中症状"头汗出""大便鞕",指的就是"阳微结",有阳明里实但不甚,向上熏蒸上焦而头汗出,下有大便干鞕而未过于结实,只"微结"而已。此"阳微结"结于胸胁,故称"胸胁满微结",也会有大便干,因误汗复下而伤及津液,热入阳明,上焦水热互结,故下焦亦可因津伤而便干,如大陷胸汤证,阳明热结上焦,下焦亦可见里实。故赵青春教授总结柴胡桂枝干姜汤证为少阳太阳阳明太阴合病证,证候寒热错杂,属厥阴病之厥阴中风症。柴胡桂枝干姜汤方证病机为三焦枢机不利,上焦郁热津虚,中焦虚而寒热互结,下焦虚寒泄泻或阳明微结,阴阳不和,水饮上逆。纵观柴胡桂枝干姜汤方,有调达枢机、调和阴阳、解表清里、温中散结、清热养津、降逆除满等多重功效。柴胡桂枝干姜汤证辨证关键在于着眼于小柴胡汤证部分证候加太阴证,或有阳明、太阳证部分证候。

## ▶▶ 参考文献

[1] 柯韵伯. 伤寒来苏集 [M]. 上海:上海卫生出版社,1956.

[2] 成无己. 伤寒明理论 [M]. 北京:学苑出版社,2009.

[3] 张山雷. 本草正义 [M]. 西安:陕西科学技术出版社,1920.

[4] 张景岳. 景岳全书系列本草正 [M]. 北京:中国医药科技出版社,2017.

[5] 王孟英. 回春录新诠 [M]. 长沙:湖南科学技术出版社,1982.

[6] 张乃修. 张聿青医案 [M]. 北京:人民卫生出版社,2006.

# 便　秘

## ▶▶ 一、疾病概述

便秘是一种以排便困难或费力、排便不畅、排便次数减少（每周少于 3 次）、粪便干结量少为特点的消化系统疾病，具有难治疗、易复发的特点。便秘不但会引发胀气、腹痛、恶心呕吐、纳差等消化系统症状，还会引起焦虑、失眠、内分泌失调等问题，便秘日久还可导致痔疮、肛裂、肛瘘等肛肠科疾患，特别是对于老年人，还可能引发肠梗阻、早老性痴呆、急性心肌梗死、脑血管意外等严重后果。现代医学中的功能性便秘、肠易激综合征、肠炎恢复期之便秘、药物性便秘、内分泌及代谢性疾病引起的便秘均属本病范畴。赵青春教授运用中医药治疗便秘积累了丰富的经验，中医药治疗便秘具有疗效显著、不良反应少、无药物依赖等优势。

## ▶▶ 二、病因病机

"便秘"病名首见于《黄帝内经》，指出便秘与脾胃、小肠、肾有关，如《素问·厥论》曰："太阴之厥，则腹满（月真）胀，后不利。"《素问·举痛论》曰："热气留于小肠，肠中痛，瘅热焦竭，则坚干不得出，故痛而闭不通矣。"张仲景《金匮要略》有载"阴结、阳结、脾约"，认为其病与寒、热、气滞有关，提出了便秘寒、热、虚、实不同的发病机制。赵青春教授认为大便的排泄受五脏六腑制约，便秘病位在大肠，与心的统摄、肺的宣降、肝的疏泄、脾的升清降浊、肾的固摄密切相关。

## ▶▶ 三、辨证论治

便秘的治疗当分虚实而治。实证邪滞大肠，腑气闭塞不通，其治疗原则以祛邪为主，根据病性热、冷、气秘之不同，分别施以泻热、温通、理气之法，辅以导滞之品，标本兼治，邪去便通。虚证肠失温润，推动无力，治以扶正为主，依阴阳气血亏虚的不同，主用滋阴养血、益气温阳之法，灼用甘温润肠之药，标本兼治，正盛便通。除了实证与虚证，临证虚实夹杂者更多见，治当攻补兼施。

## ▶▶ 四、临证体会

赵青春教授在便秘的治疗中,其临证体会如下:

### (一)肺与大肠相表里

《灵枢·九针》最早提出肺与大肠相表里。《灵枢·本输》曰:"肺合大肠,大肠者,传导之腑。"肺与大肠相表里,肺主气,主宣发肃降,肺气的肃降有助于大肠糟粕的正常传导。如《中西汇通医经精义·脏腑之官》云:"而大肠所以能传道者,以其为肺之腑,肺气下达,故能传道。"《症因脉治·大便秘结论》曰:"若元气不足,肺气不能下达,则大肠不得传道之令,而大便亦结矣。"故赵青春教授认为,若肺气郁闭、失于肃降,肺气不能下达于肠腑,大肠传导失常,或肺气不足,大肠传导无力,则可致便秘。

《类经·十二经病》曰:"大肠与肺为表里,肺主气而津液由于气化,故凡大肠之或泄或秘,皆津液所生之病,而主在大肠也。"肺主行水、通调水道,为水之上源,"脾气散精,上归于肺,通调水道",大肠主津,为传导之官。通过肺气的肃降作用,将脾气转输至肺的水液和水谷精微下输于大肠,大肠得以濡润则大便如常。《素灵微蕴》言:"肺与大肠表里同气,肺气化精,滋灌大肠,则肠润便易。"若肺失肃降,津液不能下达,大肠失却濡润,传导失常,则致便秘。《石室秘录·大便秘结》曰:"大便秘结者,人以为大肠燥甚,谁知是肺气燥乎?肺燥则清肃之气不能下行于大肠。"清代医家唐容川在《血证论》中云:"肺移热于大肠则便结,肺津不润则便结,肺气不降则便结。"可见肺之实热、阴虚、肃降失常均可导致便秘。《伤寒论》云:"伤寒不大便六七日,头痛有热者,与承气汤。其小便清者,知不在里,仍在表也,当须发汗;若头痛者必衄,宜桂枝汤。"此条文是以桂枝汤治疗表证未解、腑气不通所致之便秘,使卫气开、肺气宣,则腹气自降。朱丹溪提出"盖肺气不降,则大便难传送",首创"提壶揭盖"之法治疗便秘,以开肺气、通传导,上窍开则下窍自通。赵青春教授在治疗便秘时尤重宣肃肺气,认为大肠的传导功能与肺气的宣肃密切相关,若肺失宣降,气机失常,则大肠传导失司而发为肠痹。正所谓"盖肠痹之便闭,较之燥屎坚结,欲便不通者稍缓,故先生但开降上焦肺气,上窍开泄,下窍自通矣"。

### (二)脾肾两虚,虚实夹杂

便秘以老年人最为多见,与儿童、青壮年便秘的不同之处在于老年性便秘实证较少、虚症居多,受老年人生理特性影响,其便秘以脾肾两虚为根本。肾为先天之本,亦为阴阳之根,老年人肾阴不足,肠道失于濡养而粪质干结;肾阳不足,大肠无力推动而致粪质不下;同时脾胃运化功能下降,中气不足,推动无力,则大便不畅。老年人周身精气充盈不足,脾失濡养,不能行运化之功,升清降浊失司,气机紊乱,则易形成水湿、瘀血、食积、气滞等病理产物,而各项病理产物又会进一步加重便秘的发生,从而形成虚实夹杂的复杂病情。

赵青春教授认为,补肾填精、健脾和胃,统调"先天之本"与"后天之本"之法是老年性便秘治疗的基础,临床上常以济川煎为基础方加减应用,本方出自《景岳全书》"便秘有不得不通者,凡伤寒杂证等病,但属阳明实热可攻之类,皆宜以热结治法通而去之,若察其元气已虚,既不可泻而下焦胀闭,又通不宜缓者,但用济川煎主之,则无有不达。"老年人体虚为本,因虚致实,虚实夹杂易传易变,故其治疗原则在奠定脾肾双补的基础上,要根据患者所兼杂症状对症施治。

### (三)疏肝理气,条达气机

人在受到外界刺激后生理及心理活动的反应为情志,情志活动在一定范围内并不会引起疾病,但若情志过激,超出人体的调节范围,则会损伤脏腑精气,引起疾病的发生。《黄帝内经》载"肝者……主疏泄、调畅气机"。随着社会的发展和生活方式的改变,人们各方面压力均较大,极易超出人体可承受的调节范围,负面情绪不易疏解,引起各种疾病。

与便秘关系最为密切的情志异常为郁怒伤肝,肝的重要性主要在于它在气机运行中的地位,肝主疏泄,脾主运化,两者安之,则食气入胃得以疏通,水谷得化,肠腑气机通畅。若肝气郁结,失其疏泄,木胜乘土,横犯于脾,则脾失健运,致清阳不升,浊阴难降,则水谷不化,腑气不通;另木旺侮金,肺受木气所犯,则调畅失常,大肠的气机亦因此失常。《医经精义》云:"大肠传导,全赖肝疏泄之力",大肠传导,除了脾气健运,肝气疏泄调达亦十分重要。《血证论》谓:"木之性主于疏泄,食气入胃,全赖肝木之气以疏泄之,而水谷乃化"。表明肝气疏泄功能正常在整个消化过程的重要性,肝主疏泄,调畅气机,而机体各脏腑经络活动均有赖于气的升降出入运动,人的排便过程亦需要气的推动协调,肝气调和,气机得以正常疏泄,则大肠传化如常。

赵青春教授认为便秘的治疗需重视疏肝行气解郁,不仅是因为肝脏在发病机制中的重要地位,同时因情绪的调节与肝脏密切相关。肝为一身气机之枢纽,而患者的精神情志变化往往会影响肝的疏泄,若郁怒伤肝,则肝气不畅,肺失宣肃,脾胃气机失调,进而导致大肠气机不利,传导受阻,排便不畅。《血证论》有云"木之性主于疏泄,食气入胃,全赖肝木之气以疏泄之,而水谷乃化"。可见"木郁达之"对水谷运化的重要性。

### (四)补气健脾,和胃降逆

人体维持健康依赖于饮食摄入后所吸收营养的滋养,饮食合宜则吸收的营养可充分濡养周身,维持人体健康,当饮食失节时,脾气受损,无法使津液散布于胃,中焦之气失于升降,致使机体气机逆乱,导致大肠气机郁滞,无法正常传导糟粕,导致便秘。《黄帝内经》云"太阴司天,湿淫所胜……大便困难",提出脾脏功能失调可致便秘,若脾运化无力,不能升清降浊、布散津液,水液的运输与代谢功能减退,停滞体内形成水湿,水湿又易困于脾,加重脾的运化失常,形成"湿亦盛,脾亦困"的虚实夹杂证。

脾为后天之本,主司运化。饮食入胃,分清泄浊,脾运化水谷精微化为气血滋养四肢百骸、诸身脏器;运化水液上至于肺,下输于肾,再由二脏主导津液的周身代谢。脾亦为气机升降之中枢,影响肠腑通降;脾失健运,易致水湿内停,聚而为痰,阻遏气机,故古云"脾为生痰之源"。治疗便秘需肺宣发肃降无殊,脾亦升清降浊如常,故需注重健脾、理脾、调和脾胃。若脾胃气机升降正常,则水谷之物受盛运化无损,气机通畅,亦有充足气血滋养大肠,使肠腑传导有力,运行无阻。

胃气主降,胃以通降之力维持胃肠道排泄糟粕于体外,若胃气失于和降,则粪便不能有节度地排出,同时脾胃为人体气机之枢纽,胃气不降则全身气机升降失调,大肠之气难以顺畅。脾胃对于气机升降具有重要作用,其位于中焦,只有脾胃功能正常,才可维持清阳出上窍,浊阴出下窍。脾胃损伤,则无法调节气机,导致纳运不畅,清阳不升,浊阴不降,从而发为便秘。气是构成人体的基本物质之一,气的升降出入运动是人体生命活动的根本,气机的升降协调是胃肠功能正常发挥的条件。脾气上升,胃气下降完成胃纳脾运之功,脾胃气机升降运动所产生的动力可推动糟粕排出,调理肠胃是赵青春教授治疗脾胃病的必用治法。

### (五)魄门亦为五脏使

《素问》有载"魄门亦为五脏使","魄"音同"粕",取其可排出糟粕之意,又因肺藏"魄",肺与大肠相表里,肛门为大肠的终末端,故称"魄门"。《素问·灵兰秘典论篇》曰:"大肠者,传导之官,变化出焉。"《灵枢·营卫生会》曰:"水谷者,常并居于胃中,成糟粕而俱下于大肠。"人体是一个有机整体,各脏腑之间相互影响、相互依存、相互制约。《素问·五脏别论篇》言:"魄门亦为五脏使,水谷不得久藏。""为五脏使"揭示便秘虽病位在大肠,但肛门的启闭直接受到五脏的影响,心神、肝达、脾运、肺降、肾滋相辅相成,但凡一脏功能失调,均可影响到排便,由此也可以反向理解为排便通畅与否可以反映人体五脏功能是否和顺。《诸病源候论》有云"大便难者,由五脏不调"。《素问》云"主不明,使道闭塞而不通","脾不及则令人九窍不通"。《中西汇通医经精义》载"肝与大肠通……宜平肝为主"《血证论》言"肺与大肠相表里……肺气不降则便结"。《杂病源流犀烛》云"大便秘结,肾病也"。

便秘的发生与五脏均有关联,但赵青春教授认为以肝脾两脏地位尤重。《素问》载"脾胃者,仓廪之官……大肠者,传导之官,变化出焉"《症因脉治》有言"怒则气上……而大便乃结"。《素灵微蕴·噎膈解》所言:"饮食消腐,其权在脾,粪溺疏泄,其职在肝。以肝性发扬,而渣滓盈满,碍其布舒之气,则冲决二阳,行其疏泄,催以风力,故传送无阻。"若肝失疏泄,气机不畅,则大肠传导失职,糟粕内停,大便艰涩难出。《症因脉治·大便秘结论》所言:"诸气拂郁,则气壅于大肠,而大便乃结。"《金匮要略·浅注补正》亦云:"肝气既逆,则不疏泄,故大便难。"肝与脾的疏泄与运化功能相互为用,肝主疏泄,调畅气机,有助于脾胃之气的升降,能促进脾胃的运化功能,脾胃运化如常,则肠腑通降如常。若肝气郁滞,克脾犯胃,脾虚则运化无力,胃气不降,不能传送糟粕,糟粕内停,致大肠传导功能失常而发便秘。

### (六)慎用攻下

赵青春教授认为,便秘患者病程往往较长,病久气血津液已伤,因此在治疗时需顾护津液,常佐以生津润燥制品,不可滥用攻下,对于类似乘气汤中大黄、芒硝等泻下效果明显的药物,在临床使用时当慎重。便秘之症虽可用攻下法暂解病情,但正气虚弱者攻伐之后大便虽下,而病因未解,气血津液耗散,正气更虚,病情必然进一步加重或变生他病,反受治疗之害。尤其是慢性便秘者,服药之时虽大便可通,停药后基本会复发,且易损伤脾胃,导致气血、津液、中气耗伤,不利于后续恢复,患者用药过程中常会出现胃纳欠佳、大便不爽,甚至乏力等症状。有研究显示,攻下药物即使把药物剂量调整到患者适应的程度,该类药物长期使用同样会造成胃肠功能紊乱及结肠黑便病等问题,并增加癌症发生的风险。若辨证确为实证无虚的患者,也可使用,但需注意使用剂量及使用时间的控制,中病即止。

## ▶▶ 五、典型医案 ●

**医案一**

李某,女,63岁,2020年1月17日初诊。

主诉:反复大便干结3年余。

患者诉3年余前无明显诱因出现反复大便干结,排出困难,三至五日一行,伴有腰酸困、乏力、腹胀,纳呆食少,夜寐不安,舌质淡,苔薄少津,脉沉弱。

辨病诊断:便秘。

辨证诊断:脾肾两虚证。

治法:补肾滋阴,健脾益气。

方药:以济川煎合麻子仁丸为主方加减。当归15 g,黄芪30 g,炒酸枣仁20 g,醋柴胡10 g,白芍30 g,炒枳实15 g,炒火麻仁30 g,炒莱菔子15 g,牛膝30 g,香橼10 g,首乌藤30 g,蜜紫菀30 g,玄参30 g,酒苁蓉15 g,炙甘草10 g。5剂,水煎服,每日1剂,分2次温服。

2020年1月22日二诊:患者诉大便干结、纳呆食少稍有改善,现症见:排便困难,腰酸困,乏力,腹胀,夜寐不安,舌质淡,苔薄少津,脉沉弱。在前方基础上酒苁蓉加量至20 g。10剂,水煎服,每日1剂,分2次温服。

2020年2月3日三诊:患者诉大便次数较前增多,纳呆食少较前减轻,乏力、夜寐不安有所改善,现症见:大便稍干,食后腹胀,腰酸困,舌质淡,苔薄少津,脉沉弱。前方炒莱菔子加量至20 g。10剂,水煎服,每日1剂,分2次温服。

2020年2月12日四诊:患者诉大便次数明显增多,排便较前顺畅,纳呆食少、腹胀减轻,乏力较前好转,现症见:大便稍干,腰仍有酸困,夜寐不安,舌质淡,苔薄少津,脉沉弱。前方去香橼、首乌藤,炒酸枣仁加量至30 g,加酒女贞子20 g,墨旱莲18 g。10剂,水煎服,每日1剂,分2次温服。

半年后随诊,无复发。

按语:患者以排便困难就诊,系年老脾肾两虚,脾气不足、肾阴亏虚,肠道失于濡养而粪质干结,脾气虚,推动无力而排便困难;命门火衰,脾肾失于温煦,运化失职,气血不能润养肠道,大肠传导无力,推动不下,糟粕内结难解。治以补肾滋阴、健脾益气,兼以行气通便,补脾肾之不足,通大肠之传导,寓通于补。本方以济川煎合麻子仁丸为主方加减,方中当归、炒火麻仁润肠通便,黄芪补中健脾,酸枣仁滋阴补肾、宁心安神,醋柴胡疏肝理气,白芍养血敛阴,炒枳实、炒莱菔子消食除胀、行气通便,牛膝补益肝肾、引药下行,香橼理气健脾,首乌藤养血安神,蜜紫菀润肠通便、行气化痰,玄参滋阴降火、清热凉血,酒苁蓉补肾阳、滋肾阴、润肠通便,炙甘草调和诸药。二诊患者症状有所改善,中药原方继服,酒苁蓉加量加强滋补肝肾、润肠通便作用。三诊患者各项症状均有好转,诉食后腹胀,故前方炒莱菔子加量以行气消胀。四诊患者大便困难、大便干结明显好转,诉腰仍有酸困,夜寐不安,故前方酸枣仁加量加强养心安神助眠作用,加酒女贞子、墨旱莲滋补肾阴。济川煎出自《景岳全书》可补肾气,益气养血,调五脏,润肠通便,是缓解老年虚性便秘的重要方剂。麻子仁丸出自《伤寒杂病论》,为胃热肠燥便秘代表方,该患者肠道津液不足,故取麻子仁丸生津润燥之性以润肠通便。

**医案二**

孟某,女,41岁,2021年12月6日初诊。

主诉:大便困难5月余。

患者5月前无明显诱因开始出现排便不畅,大便稍干结,便后不爽,伴口干口苦、嗳气、矢气频发,腹部胀满,无明显腹痛,平素易生气、烦躁,食纳一般,夜寐安,舌质淡,苔薄黄,脉弦。半月前曾行电子肠镜检查,未见异常。

辨病诊断:便秘。

辨证诊断:气滞津伤证。

治法:补疏肝行气、润肠通便。

方药:治以逍遥散合麻子仁丸为主方加减。当归20 g,醋柴胡10 g,白芍20 g,炒枳壳15 g,炒苦杏仁10 g,茯苓20 g,炒火麻仁30 g,香橼15 g,佛手15 g,炒莱菔子15 g,瓜蒌20 g,太子参30 g,白术30 g,炙甘草6 g。7剂,水煎服,每日1剂,分2次温服。

2021年12月27日二诊:患者诉上述情况均有减轻,现症见:大便稍干结,腹部胀满,仍有嗳气、矢气。在前方基础上加郁金15 g,地黄20 g。7剂,水煎服,每日1剂,分2次温服。

2022年1月10日三诊:患者诉大便不甚干结,腹部胀满减少,嗳气、矢气减少,时有心中烦躁不安。前方去佛手、地黄,莱菔子减量至10 g,加淡豆豉15 g,炒栀子10 g。10剂,水煎服,每日1剂,分2次温服。

2022年1月24日四诊:患者诉大便基本恢复正常,偶有嗳气、矢气,心中烦躁不安较前减轻,诉时有呃逆,仍有口苦。前方去火麻仁、炒莱菔子、郁金,易枳壳为枳实,加清半夏 10 g,决明子 30 g,酒苁蓉 20 g。10 剂,水煎服,每日 1 剂,分 2 次温服。

两月后随诊,无复发。

按语:患者为中年女性,家庭生活及工作事业压力较大,平素易生气、发怒,情志不遂,肝失条达,肝失疏泄,肝气郁滞,久之木旺克土,脾失运化,气机不利可致排便不畅。肝体阴而用阳,肝主疏泄和肝脏血相辅相成,久病或情志不畅导致肝气郁结不调,肝失疏泄影响肝脏血功能,从而导致肠道津液不足,大肠失于濡养最终导致便秘。《金匮要略浅注补正》云"肝主疏泄大便,肝气既逆,则不疏泄,故大便难"。其大便干结不明显,但排便困难、便后不爽,且伴有口干苦、嗳气、矢气等肝郁气滞、肝郁化火之象,故辨证为便秘-气滞津伤证。治以疏肝行气、润肠通便,以逍遥散和麻子仁丸为主方加减。方中当归补血润燥、润肠通便,炒火麻仁润肠通便,炒苦杏仁上宣肺气、下润大肠、宣上以通下,醋柴胡疏肝理气,白芍养血敛阴、缓急止痛,炒枳壳、炒莱菔子消食除胀、行气通便,香橼、佛手理气健脾,太子参益气养阴,白术、茯苓健脾益气,瓜蒌行气开郁、润肠通便,炙甘草调和诸药。二诊患者各症均有减轻,原方加郁金以增疏肝解郁之效,加地黄以助滋阴增液之功。三诊患者诉时有心中烦躁不安,考虑为肝郁日久化火,肝火扰心,前方加淡豆豉、炒栀子清心除烦。四诊患者大便基本恢复正常,诉时有腹胀、口苦,考虑为肝火未尽,中焦气机未复,前方去火麻仁、炒莱菔子、郁金,易枳壳为枳实、加清半夏以宽胸降气止逆,加决明子清泻肝火,加酒苁蓉滋补肝肾。逍遥散出自《太平惠民和剂局方》,为和解剂中的调和肝脾之方,为肝郁脾虚、脾失健运之证而设,该患者平素肝气不疏、木旺克土,脾失健运,肠道失司,故以逍遥散疏肝行气、调和肝脾,联合麻子仁丸润肠生津以解便秘。

**医案三**

苏某,男,58 岁,2021 年 11 月 15 日初诊。

主诉:大便干结、排便不畅 1 月余。

患者诉 1 月余前因家庭矛盾生气后出现大便干结、排便不畅症状,2 ~ 4 日一行,伴有胸闷、太息,腰膝酸软,口干,纳差,眠一般,舌质淡红,苔薄白,脉弦。

辨病诊断:便秘。

辨证诊断:肝郁气滞。

治法:疏肝解郁、降逆通便。

方药:治以柴胡疏肝散合济川煎为主方加减。当归 15 g,醋柴胡 10 g,白芍 20 g,炒枳壳 12 g,炒火麻仁 20 g,厚朴 10 g,醋郁金 15 g,酒苁蓉 15 g,瓜蒌 20 g,蜜紫菀 20 g,太子参 30 g,炙甘草 10 g。7 剂,水煎服,每日 1 剂,分 2 次温服。

2021 年 11 月 22 日二诊:患者大便干结、排便不畅较前改善,胸闷、太息较前减少。前方酒苁蓉加量至 20 g。7 剂,水煎服,每日 1 剂,分 2 次温服。

一月后随诊,无复发。

按语:胃肠疾病不离于肝,肝主谋虑,易生郁结,升发疏泄机能失常,扰乱气机升降,则清气不升,浊气不降,致腑气壅滞,肠道失于通利。若肝气疏泄,调畅气机并协同中焦脾胃气机升降,则能促进饮食运化、精微吸收和糟粕排泄。患者老年男性,年近六旬,肾气肾精始亏,故可见腰膝酸软、口干,肾精不足,不能荣润肠道,亦可导致排便不畅。本方以柴胡疏肝散合济川煎为主方加减,方中当归、炒火麻仁润肠通便,醋柴胡疏肝理气,白芍养血敛阴,炒枳壳、厚朴理气消胀、行气通便,醋郁金行气解郁,酒苁蓉补肾益精、润肠通便,瓜蒌行气开郁、润肠通便,蜜紫菀润肠通便、行气化痰,太子参益气养阴,炙甘草调和诸药。二诊患者症状较前好转,效不更方,仅以酒苁蓉加量以增补肾益精、润肠通便之功。肝气郁滞是现代社会便秘患者最常见的病因病机之一,若情志不遂,气机郁滞,则百病由生。《证因脉治》载:"怒则气上,思则气结,忧愁思虑,诸气怫郁,则气壅大肠,而大便乃结"。肝主疏泄,条达情志,肝疏泄条达功能正常,全身之气通顺而不凝滞,发散而不郁滞,五脏六腑气机得以正常运转,肠腑通降顺畅,传导如常。肝失疏泄,则气机郁而不畅,六腑通降失常则导致大肠传导失职,则排便不畅。柴胡疏肝散出自《医学统旨》,功用疏肝理气、活血止痛,主治肝气郁滞证,该患者肝郁气滞兼有肾精不足,故以柴胡疏肝散联合济川煎共奏疏肝解郁、补肾益精、润肠通便之效。

**医案四**

张某,女,54岁,2022年4月19日初诊。

主诉:大便干结、排便困难1年余。

患者诉1年余前无明显诱因出现大便干结、排便困难症状,3~5日一行,伴有口干口渴,纳眠一般,夜间手足心易烦热汗出,舌质干涩,舌尖红,舌苔少,脉沉细。间断口服蜂蜜水、番泻叶水煎剂效果不佳。

辨病诊断:便秘。

辨证诊断:阴虚津亏证。

治法:滋阴增液,润肠通便。

方药:治以沙参麦冬汤为主方加减。北沙参30 g,麦冬20 g,玉竹10 g,天花粉15 g,炒扁豆15 g,茯苓20 g,白术15 g,泽泻10 g,薏苡仁30 g,乌梅10 g,肉桂5 g,猪苓10 g,炙甘草10 g。6剂,水煎服,每日1剂,分2次温服。

2022年4月26日二诊:患者大便干结稍减轻,口干渴较前有所改善,前方加石斛20 g,乌梅加量至15 g。9剂,水煎服,每日1剂,分2次温服。

两月后随诊,患者诉二诊后诸症均有减轻,自行按二诊原方继服20剂,目前诸症已消。

按语:《丹溪心法》有云"如妄以峻利药逐之,则津液走,气血耗,虽暂通而即秘矣。"老年人、产妇、久秘之人当以润通为主,通过养阴生津来润肠通便。合理运动润肠滋阴生津法,可增液行舟,使津液得充,缓解大便秘结程度。本方以沙参麦冬汤为主方加减,方中北沙参、玉竹、麦冬养阴生津、润肠通便,天花粉滋阴润燥,炒扁豆和中化湿,茯苓、白术益气健脾,泽泻清热利水,薏苡仁、猪苓健脾利水,乌梅生津止渴、开胃消食,肉桂补火助阳,炙甘草调和诸药。患者一诊服药后大便干结、口干渴有所缓解,加石斛、乌梅加量以增强生津润燥止渴之功效。沙参麦冬汤出自《温病条辨》,主要功用为清养肺胃、生津润燥,原方主治燥伤肺胃阴分、阴液亏损证,目前临床上广泛应用于各种阴津亏损之证,该患者便秘辨证为阴虚津亏证,故以沙参麦冬汤加减以滋阴增液通便,阴津充则便自通。

**医案五**

侯某,女,90 岁,2021 年 6 月 16 日初诊。

主诉:反复大便干结十余年。

患者诉十余年前开始出现反复大便干结,排出困难,伴有口干,三至五日一行,长期使用开塞露等药物辅助排便,纳差,乏力,小便正常,舌质淡,苔薄白少津,脉沉细。

辨病诊断:便秘。

辨证诊断:气血两虚兼津亏证。

治法:益气养血、润肠通便。

方药:治以当归补血汤合麻子仁丸为主方加减。当归 15 g,黄芪 30 g,炒枳实 15 g,炒火麻仁 30 g,炒苦杏仁 12 g,白术 20 g,茯苓 15 g,炒莱菔子 15 g,酒苁蓉 15 g,太子参 15 g,麦冬 15 g,炙甘草 10 g。10 剂,水煎服,每日 1 剂,分 2 次温服。

2021 年 6 月 28 日二诊:患者诉大便干结、纳差、口干症状较前改善,现症见:乏力,舌质淡,苔薄白少津,脉弦细。前方太子参加量至 30 g。15 剂,水煎服,每日 1 剂,分 2 次温服。

2021 年 7 月 11 日三诊:患者诉大便次数较前增多,2～3 d/次,纳差明显好转,乏力减轻,舌质淡,苔薄白,脉沉细。效不更方,原方继服。15 剂,水煎服,每日 1 剂,分 2 次温服。

1 个月后随诊,病情稳定。

按语:患者老年女性,脏腑精气虚衰,气血两虚,故见乏力;脾胃气虚,脾失健运,故见纳差、大便干结;脾虚不能输布津液,大肠津液不足,津亏便秘;本方以当归补血汤合麻子仁丸为主方加减,方中当归养血润肠,黄芪益气扶正,炒枳实行气通便,炒火麻仁、炒苦杏仁润肠通便,白术、茯苓健脾益气,炒莱菔子行气通便、健胃消食,酒苁蓉补肾通便,太子参、麦冬益气养阴生津,炙甘草调和诸药。二诊患者大便干结、纳差、口干症状均有改善,乏力症状明显,原方太子参加量至 30 g 加强益气养阴之功。三诊患者诸症皆有减轻,故原方继服。该患者年过九旬,久病体弱,气血亏虚,气虚推动无力、血虚津亏而成便秘,治以益气养血、润肠通便,以补为通,气血津液充则大便自行。

**医案六**

逯某,女,71 岁,2022 年 2 月 25 日初诊。

主诉:便秘伴腹部胀满 6 d。

患者诉大便 6 日未行,伴腹部胀满,纳差,小便尚可,舌质淡,苔白腻,脉沉弱。1 日前在外院行灌肠治疗,排出少量稀便,腹胀、纳差不减。

辨病诊断:便秘。

辨证诊断:气虚津亏证。

治法:补气行滞、润肠通便。

方药:治以自拟方。黄芪 30 g,当归 15 g,炒枳实 15 g,炒火麻仁 30 g,炒莱菔子 15 g,牛膝 30 g,玄参 30 g,酒苁蓉 15 g,党参 20 g,大黄 3 g(后下),炙甘草 10 g。3 剂,水煎服,每日 1 剂,分 2 次温服。

2022 年 2 月 28 日二诊:患者诉服药 2 剂后大便排出,干结、质硬,服第 3 剂后大便质稀,腹部胀满已消,舌质淡,苔白稍腻,脉沉。前方去大黄,当归加量至 20 g,党参加量至 30 g。7 剂,水煎服,每日 1 剂,分 2 次温服。

10 d 后随诊,大便日一次,质软。

按语:患者大便 6 日未行,在外院行灌肠治疗效果不理想。考虑患者年老体弱,正气亏虚,推动无力,大便数日未行,津液已伤,更不易下,故在益气生津、行气通便的同时当用小剂量攻下药促进干结之便排出,干硬之便排出后当中病即止,继以补气行滞、润肠通便之法调节大肠功能。攻下药系苦寒之品,对于老年便秘,用之要慎之又慎,其推陈出新之力强,随可取一时之快,但亦伤津耗气,致使肠道气虚津亏更甚,反致便秘加重,正如《丹溪心法》所云:"如妄以峻利药逐之,则津液走,气血耗,虽暂通而即秘矣。"故当中病即止,且应用时需配合益气生津之品,固护正气、充盈津液。一诊患者大便 6 日未行,故给予小剂量大黄攻下干结大便,同时以黄芪益气扶正,当归养血活血、润肠通便,炒枳实行气消胀除满,炒火麻仁润肠通便,炒莱菔子理气消胀、健胃消食,牛膝补益肝肾、引药下行,玄参增液润肠通便,酒苁蓉温阳生津通便,党参健脾益气,炙甘草调和诸药。患者服用 2 剂中药后大便即行,便质干硬,3 剂中药服后再次排便,粪质转稀,故二诊去大黄之苦寒攻下之品。攻下之后,恐其伤津耗气,故二诊当归加量至 20 g 以养血生津、润肠通便,党参加量至 30 g 以加强益气健脾之效。

随着人口老龄化的发展,便秘患者日益增多,中医药作为中华文明瑰宝,可以与西医优势互补,在便秘患者中的应用,既可以减少疾病带来的痛苦、提高生活质量,还能够预防心脑血管疾病等突发事件,从而减少医疗负担,增加生活品质。

## ▶▶ 参考文献

[1]戴宁.功能性便秘的慢病管理[J].中国中西医结合消化杂志,2023,31(11):832-835.

[2]顾琴,毛红.中医药治疗老年功能性便秘研究进展[J].光明中医,2023,38(16):3249-3252.

[3]黄慧华,葛琳仪,黄平.葛琳仪治疗老年性便秘经验介绍[J].新中医,2023,55(11):231-235.

[4]王鑫.从脾胃论治功能性便秘的学术思想及经验举隅[J].四川中医,2023,41

（9）:63－66.

[5]熊若云,廖德云,吕素菊.从湿论治慢性功能性便秘[J].内蒙古中医药,2023,42（9）:74－75.

[6]孙心悦,孙桂明,富羽翔,等.经方四逆散治疗慢性便秘理论探讨[J].河北中医,2023,45,(7):1180－1184.

# 咳　嗽

## ▶▶ 一、疾病概述

咳嗽既是肺系疾病的一个症状,又是独立的一种疾病,是一种发病率极高的病证。尤其是近几年肆虐的新冠病毒感染,在后疫情时代,随着病毒的变异,细菌及病毒合并存在,有些患者咳嗽可能持续数月及经年,严重影响正常的工作和学习。

## ▶▶ 二、病因病机

赵青春教授认为咳嗽病因不外乎外因、内因两方面,外因主要为外感六淫邪气(风、寒、湿、燥、暑、热/火)犯肺,内因多为肺脾肾等脏腑功能失调,有痰湿、痰热、肝火、肺虚、脾虚等不同。正如程钟龄在《医学心悟》中有云:"……风寒暑湿燥火,六淫之邪,自外击之则鸣,劳欲情志饮食炙烤之火,自内攻之则亦鸣。"内外因皆是通过一定的方式影响到肺,使肺的宣发、肃降功能失常而导致肺气上逆而出现咳。

## ▶▶ 三、辨证论治

传统中医对于咳嗽的辨证论治多是把咳嗽分为外感咳嗽和内伤咳嗽,外感咳嗽分为以下几个证型:风寒咳嗽、风热咳嗽、风燥咳嗽;内伤咳嗽多见于以下证型:痰湿蕴肺、痰热郁肺、肝火犯肺、肺阴亏耗等证型。赵青春教授在几十年的临证工作中,发现并提取出了以下几个常见的证型:

### (一)外寒内饮证

症状:咳嗽,气喘,痰多稀薄色白,或呈泡沫状,喉间有哮鸣声,恶寒,发热,肢体酸楚,无汗,鼻塞,流清涕,口不渴或渴喜热饮,舌苔薄白或白滑,脉浮紧或弦滑。

治法:解表散寒,温肺化饮。

方药:小青龙汤加减。麻黄、桂枝解表散寒,宣肺平喘;干姜、细辛温肺化饮;半夏燥湿化痰;芍药、五味子敛肺止咳;炙甘草调和诸药。若咳喘重者,可加杏仁、苏子降气平喘;若外寒较轻,表证不著者,可去桂枝,麻黄改用炙麻黄;若痰多清稀,可加白芥子、莱菔子豁痰利气。

### （二）邪犯少阳证

症状：咳嗽，痰少色黄或白，质黏难咯，胸胁苦满，口苦咽干，目眩，寒热往来，心烦喜呕，舌苔薄白或微黄，脉弦。

治法：和解少阳，宣肺止咳。

方药：小柴胡汤合止嗽散加减。柴胡疏解少阳之邪；黄芩清泄少阳胆热；半夏、生姜和胃降逆；人参、大枣、炙甘草扶正祛邪；荆芥、紫菀、百部、白前、桔梗等宣肺止咳。若咳嗽较甚，可加杏仁、枇杷叶增强止咳之力；若痰黏难咯，加瓜蒌、浙贝母清热化痰。

### （三）肺肾亏虚证

症状：咳嗽无力，气短声低，咳痰清稀色白，量多，或有咯血，动则气喘，腰膝酸软，耳鸣，头晕目眩，神疲乏力，自汗或盗汗，畏寒肢冷，或五心烦热，颧红，舌淡嫩，苔白，脉弱或细数。

治法：补肺益肾，止咳平喘。

方药：肺肾气虚证：人参蛤蚧散加减。人参、蛤蚧补肺益肾；茯苓、甘草健脾益气；杏仁、贝母止咳化痰；桑白皮、知母清热泻肺。若阳虚明显，加肉桂、附子温补肾阳；若气虚血瘀，加丹参、川芎活血化瘀。

肺肾阴虚证：麦味地黄丸加减。麦冬、五味子滋阴敛肺；熟地、山茱萸、山药滋补肝肾；泽泻、丹皮、茯苓清热利湿。若咳嗽咯血，加白及、仙鹤草止血；若潮热盗汗明显，加地骨皮、银柴胡清虚热。

### （四）痰瘀互结证

症状：咳嗽痰多，色白或黄，质稠难咯，胸闷胸痛，或刺痛，唇甲紫暗，舌质紫暗或有瘀斑，苔白腻或黄腻，脉滑或涩。

治法：化痰祛瘀，止咳平喘。

方药：三子养亲汤合血府逐瘀汤加减。苏子、白芥子、莱菔子化痰降气；桃仁、红花、当归、川芎、赤芍、牛膝活血化瘀；桔梗、枳壳一升一降，调理气机；生地黄清热凉血，兼能养阴。若痰多难咯，加瓜蒌、浙贝母清热化痰；若胸痛明显，加延胡索、郁金活血止痛；若瘀血重者，加三棱、莪术破血逐瘀。

## ▶▶ 四、临证体会 ●

在多年的临床实践中，赵青春教授在咳嗽的临证中多注重以下几点。

### （一）重视气机升降协调

肺气宣降失常是咳嗽产生的基础，《内经·阴阳应象大论》："浊气在上，则生䐜胀"，《素问·六微旨大论》曰："出入废则神机化灭，升降息则气立孤危"，这里所提及的升降是气的上升和下降，是人体一种正常的运动形式。叶桂在《叶选医衡》中也提到了"此言人生之气出入升降，贵乎往来不穷，乃成生生之妙用"，亦是强调人生之气出入升降的重要性。张从正在《儒门事亲》中强调了气机的重要性，一升一降，可以保持人体气机的正常运转。气机升降在人体也以多种形式存在，如脾胃是人体气机升降出入的枢纽，脾气的运动以升清为主，胃气的运动以降浊为主，一升一降，二者升降协调，使二者的生理功能正常，才可运化人体的水谷精微。又如主升发调达的肝脏与主清肃下降的肺脏，肝升肺降，二者一升一降、相互协调则气机畅达。宣发、肃降二者相辅相成，相互牵制、相互对立，一者出现亢进或不足，势必可导致对应一方表现为不足或亢进。气机失调则百病自生，气机的升降功能失衡，可导致五脏六腑的生理功能失常，势必会产生各种疾病。肺气的宣发不利或肃降不及都可导致咳嗽的发生。由此可见，肺气的宣降功能失常是咳嗽的主要发病原因。

赵青春教授认为，六经中少阳为枢，为阴阳之气相连接的关键，少阳气机对一身气机都有重要作用。少阳三焦为连接人体最上、最下两脏的通道，肺肾之间的气体运行与水液代谢等物质传递都依赖三焦枢纽的作用，其气通则肾气升、肺气降，其气郁，则肺肾之气郁，或亢或衰，水液代谢受到影响。肝气在左主升，肺气在右主降，人体所有上升之气与肝相关，肝气能正常地升散，则经气不逆，气血冲和。逆之为亢，不通则郁，或亢或郁后人体气血运行失于平衡，体内正常代谢和脏腑功能受影响，滋生多种病理产物，从而出现各种病症。少阳的枢机可调畅一身之气，若少阳的枢机出现不利或由于情志失调而肝脏失于疏泄，上逆犯肺，故咳。邪气郁于胸中日久不散易化热，出现上焦的枢机不利，咳嗽也会有"枢机不利"的情况，即为少阳的枢机不利。气机的畅达对于人体脏腑运动来说极其重要，于肺脏而言，更占据主导的地位。气机失调可体现于多种情况，包括气滞、气陷、气逆等，若气机失调会出现少阳的枢机不利，进一步影响肺气不能正常宣发肃降，故而咳。所以在慢性咳嗽的治疗上，除祛风邪外，还应该重视调畅气机、疏利枢机的重要性，使肺的宣降功能正常，使人体一身气机升降正常，则郁可散，热可除，咳自止。所以在临床上，遇到复杂病例，常规临床辨证论治的基础上，赵青春教授常使用风药治咳，解表类、平肝熄风类药物居多，常用荆芥、防风祛散外风，地龙、僵蚕、蝉蜕等虫类药平熄内风，方药多选择小柴胡汤合止嗽散或射干麻黄汤加减治疗咳嗽。

### （二）注重情志因素对咳嗽的影响

在当今社会，情志一词与心理、情绪等词义相合，是古人所述"七情"、"五志"的简称。尤其近年来，有的患者咳嗽持续时间较长，使其生活质量明显下降，长此以往，患者可能出现一定程度的焦虑、抑郁等，还多伴有胸胁肋部胀闷等不适。人有五脏，五脏之气外显为五志，五志是人对周边环境与自我感受的表达，但五志过极不仅可以化火伤阴，郁闭人身气机，更会直接伤其对应脏腑的精气。《内经》中将怒喜思悲恐分别对应肝心脾肺肾五脏，七情则是在此基础上加忧和惊，其中肺应悲忧，悲忧过度又最易出现气滞气结,肺主气,全身的气体运行异常或多或少皆影响肺的生理功能。七情致病常是两种以上交合致病,并且容易激发人体已病而未外现的脏腑出现该脏相应的疾病。如素有喘咳的患者在平稳之时喘咳少见,但受情志刺激后可诱发喘咳。此外,情志最易导致气机的郁闭,故情志伤肺,多为郁闭肺气,进而产生各种病理因素共同致病,如不得志者、怨未解者、虑未消者,情志有别于常人,久而气郁化火,根据五行相克,火盛最易伤金,故肺叶焦满发为咳嗽。此中也有气郁生痰,痰郁闭肺者,或气郁生痰化热,痰热壅肺者,或有平日思虑绵绵伤脾生湿,偶遇怒极伤肝生风生热,湿热相合上阻肺道者。临床所见皆为表象,选方用药时必须细细分别其中曲折。国医大师路志正也认为凡肝气郁结、肝经郁热、肝火犯肺、肝肾亏虚、肝经受寒等因素均可影响肺之宣发肃降而咳。

### (三)治咳先治痰,健脾为治要

今日所说痰饮为广义痰饮,事实上,痰饮一词为仲景所创,指的是留于胃肠的水饮。现痰饮指水饮停于体内,不拘于某一部位。痰饮伤肺多因其停在肺中,上下内外阻隔,阳位停留阴液,荣卫不行;下焦之气上行不顺,则冲而欲达,动则为咳。同时,肺作为身体水液代谢的重要一环,更易反过来受水液异常代谢的影响,而痰饮可作为一种继发性致病因素,造成水液代谢的异常,从而影响到肺。风寒外束,素有痰饮,共侵肺脏,发而为咳。如清末名医庆云阁言:"外感者,风寒闭其皮毛,肺气必致郁遏,然必内挟水饮,而痰壅肺窍,一遇风寒闭塞,其嗽乃作也"。风寒外束,内有痰湿,阻遏气机,腠理不开为咳。如《曹仁伯医案·哮喘》曰:"痰饮内留,最为咳嗽之蒂……"此外,痰饮留在体内可郁久化热、化燥伤阴,形成痰热、阴亏之象,造成肺气郁闭,津伤气耗,肺叶枯槁。肺系疾病在其自然进程中,咳嗽无论是否伴有咳唾痰液,痰始终贯穿于疾病发生发展的全过程,治则都理应健脾化痰,痰祛则咳自止,治痰又以治气为先,刘完素《素问病机气宜保命集·咳嗽论》亦曰:"若咳而无痰者,以辛甘润其肺,故咳嗽者,治痰为先,治痰者,下气为上。"指出咳嗽应分有痰无痰论治,治痰要注重治气,气机通畅则痰易除。所以"白芥子、紫苏子、莱菔子""紫菀、款冬花""白前、前胡"均为赵青春教授常用的药组,可宗理气、和中、化痰、止咳于一身。

### (四)重视久病则多瘀、多虚

瘀血所致急性咳嗽在临床不常见,但久咳、劳咳或可有瘀血作为隐藏的致病因素,阻塞肺道,肺气不能通行,气体循环不能接续而致咳嗽。瘀血除了影响肺脏气机运行的情况外,清代唐容川对瘀血、失血所致咳嗽的机制进行了论述,他在《血证论·咳嗽》记载:"咳嗽……其本在肾……血家咳嗽,尤多生于肾虚……气不归根,故浮喘咳逆"。唐氏认为咳嗽与肺、肾两脏相关,血家即长期发为与血分有关的慢性病证的患者,经久不愈,久则由血及气,甚则气血两亏,尤其是可能引发肾气的亏损,进而肾失封藏之职,肾不纳气,发为冲气上逆作咳。《明医杂著·论咳嗽证治》提出"久病便属虚",即咳嗽不单要重视外感的因素,亦要知晓患者的既往素禀,补虚扶正亦可祛邪,以达到以平为期的目的。

### （五）临床常用对药和角药

赵青春教授在治疗慢性咳嗽的临床经验中,常使用"紫菀与款冬花""白前与前胡""葶苈子与大枣"三组对药以及"地龙、僵蚕、蝉蜕""紫苏子、莱菔子、芥子"两组角药。

1. 紫菀与款冬花 《本经》曰:"紫菀,味苦,温。主咳逆上气,胸中寒热结气……疗咳唾脓血,止喘悸""止咳脓血,消痰益肺……久嗽,同款冬花、百部末服"(《本草纲目》)。"款冬花,味辛,温。主咳逆上气,善喘,喉痹,诸惊痫寒热邪气"(《本经》)。二者配伍可散肺气之邪,降肺中逆气,与肺之生理特点相一致,故《古今传信方》:"治久嗽者,用紫菀、款冬花各一两,百部半两,为末作散。"《本经疏证·卷七·冬花》云:"《千金》《外台》凡治咳逆久嗽,并用紫菀、款冬者,十方而九。"现代药理学研究表明紫菀具有祛痰、镇咳和抑菌作用,款冬花具有镇咳、祛痰、平喘和兴奋呼吸作用。紫菀与款冬花相配为治疗久咳的经典配方。款冬花、紫菀两者性温而不燥,均能温肺寒、润肺燥、补肺气、止痰嗽,故常配对使用治疗久咳之症,无论寒热皆宜。《备急千金要方卷第十八·大肠腑·咳嗽第五》中,治疗30年咳嗽的经验方有2首:治30年咳嗽或饮或咳寒气嗽虽不同悉主之方:"细辛、款冬花、防风、紫菀各三两,藜芦二两,蜀椒五合……"、治30年嗽方:"紫菀二两,款冬花三两。右二味,治下筛。先食以饮服一方寸匕,日三服,七日差。"二者合用,互补长短,既可止咳平喘,又可化痰利肺。另紫菀与款冬花本为清润不燥之品,若取二者蜜炙之品,润肺止咳作用更加显著,故也常用于肺虚燥咳。

2. 白前与前胡 白前味辛、甘,性微温。入肺经。本品长于泻肺降气,盖气降痰自消、咳嗽自止,故为肺家咳嗽之要药,用于治疗肺气壅实、痰多咳嗽、胸膈逆满等症,不论属寒、属热,均可使用。李时珍云:"白前长于降气,肺气壅实而有痰者宜之。"《本草经疏》谓:"白前,肺家之要药。甘能缓,辛能散,温能下,以其长于下气,故主胸胁逆气,咳嗽上气。二病皆气升,气逆,痰随气壅所致,气降则痰自降,能降气则病本立拔矣。"前胡味苦、辛,性微寒。入肺经。本品辛散苦降,既能宣肺散风清热,治风热感冒、咳嗽痰多、气急等症,又能降气化痰,治肺热咳嗽、痰黄稠粘、胸闷不舒、呕逆等症。《本草汇言》:"前胡,散风寒、净表邪,温肺气、消痰嗽之药也。故伤风之证,咳嗽痰喘,声集气盛,此邪在肺经也……大人痰热,逆气隔拒,此邪气壅闭在腠理之间也,故前胡俱能治之。"近代药理研究表明白前提取物具有镇咳、祛痰及抗炎作用,前胡具有祛痰、抗菌、抗肿瘤、抗心肌缺血等作用。前胡、白前均取蜜炙之品,以增润肺止咳之功。前胡、白前伍用,出自《中药方剂学》二前汤。方由前胡、白前、桑叶、桔梗、杏仁、薄荷、大力子、甘草组成。主治风寒外感、发热、头痛、咽痛、咳嗽气急诸症。前胡苦能下气祛痰,辛能宣肺散风,为疏散风热、祛痰止咳之要药;白前长于降气,气降痰涎自消,咳嗽自止。前胡对新感咳嗽效果极佳;白前对久咳不愈者更宜。二药相互为用,不论新感咳嗽还是年久咳嗽,均有良效,实属止咳之上品也。

3. 葶苈子与大枣 葶苈子首见于《神农本草经》,味辛、苦,性寒,入肺、膀胱经。具有泻肺平喘、行水消肿之功效。用于痰涎壅肺,喘咳痰多,胸胁胀满,不得平卧,胸腹水肿,小便不利。宋代《开宝本草》载其"定喘促,除胸中痰饮",功专泻肺气之实而平喘咳,又可开上焦之闭塞,通下焦水道,治疗肺气闭塞,水不化气所致的水肿、小便不利等。大枣甘,温。归脾、胃经。具有补中益气,养血安神之功效。用于脾虚食少,乏力便溏,妇人脏躁。葶苈子配大枣,葶苈子苦寒沉降,泻肺气而利水,祛痰定喘;大枣甘缓补中,补脾养心,缓和药性。二药伍用,以大枣之甘缓,挽葶苈子性急泻肺下降之热,防其泻利太过,共奏泻痰行水,下气平喘之功,治疗痰涎壅滞,肺气闭阻,喘促痰鸣,气逆不得卧,面目浮肿,小便不利,使攻不伤正,补不恋邪,泻痰行水,下气平喘,故慢性咳嗽若见咳嗽气促、胸膈满闷等肺气壅塞之证,用二药相伍。

4. 桔梗与炒枳壳  桔梗为桔梗科植物桔梗的根,性味苦、辛,平,桔梗辛散上行,主入肺经,功著于华盖之脏,具有宣肺祛痰、利咽排脓之功效,为治咳要药,其性升散,擅引药上行,故也被称为"舟楫之药";枳壳为芸香科植物酸橙及其栽培变种的接近成熟的果实(去瓤),性味苦、辛、酸,温,归脾、胃、大肠经,枳壳苦降下行,善宽胸利膈,行气消痞,为治气滞要药。桔梗,枳壳二药配伍,一升一降,一宣一散,桔梗开肺气之郁,并可引苦泄降下之枳壳上行入肺,枳壳降肺气之逆,又能助桔梗利膈宽胸,具有升降肺气、开郁化痰、宽中利膈的作用。具有宣肺,祛痰,利咽,排脓之功效。桔梗既升且降,宣肺利胸膈,而有开宣肺气,祛痰排脓之功。凡肺失宣降,痰阻气滞所致之咳嗽痰多,胸胁满痛;咽喉肿痛,肺痈吐脓;下利腹痛,小便不利等均可用。借其升浮之力,补心药中,常以之为舟楫胜载之用。气虚下陷诸证亦多用之。枳壳辛,酸,苦泄,行气之力较枳实缓和,长于行气开胸,宽中除胀,凡积滞内停,痰浊阻塞,气滞不畅而见胸痹、结胸、痞满、便秘及泻痢后重等皆可随证选用。张介宾认为:"气之在人,和则为正气,不和则为邪气。"用桔梗、枳壳相配伍,其目的在于使"不和"之邪气"和"而为正气。应用桔梗、枳壳配伍,顺应脏腑气机的正常功能,激发其平衡调节作用。

5. 地龙、僵蚕、蝉蜕、地龙、僵蚕  首载于《神农本草经》,地龙性寒,味咸,归肝、脾、膀胱经,功擅清热定惊,通络,平喘,利尿。性善走窜,既可清热息风而止痉,又能清肺平喘。僵蚕味咸、辛,性平,归肝、肺经,功擅祛风定惊,化痰散结。僵蚕,特点僵而不腐,有清化之气,平素食桑,桑叶能去风,更易于治疗感风之病。《本草纲目》:"僵蚕散风痰结核、瘰疬、头风、风虫齿痛,皮肤风疮,丹毒作痒……一切金疮,疔肿风痔。"《本草便读》总结为:"辛散风邪,咸可豁痰入肺部,温行肝络。轻能治上利咽喉,备宣疏攻托之能。"蝉蜕首载于《名医别录》,甘寒,归肺、肝经,具有疏散风热利咽、开音透疹、明目退翳,还有息风止痉的作用。现代药理学研究表明蝉蜕具有镇静解痉及抗过敏、免疫抑制的作用。近年来虫类药在临床上广泛用于肺系疾病,倡导引领者为国医大师朱良春教授。虫类药用于治疗咳喘哮等肺系疾病,其机理在于从风论治。故赵青春教授临床常用地龙、僵蚕、蝉蜕配伍来治疗风咳患者,主要用意在息风解痉,治疗咽痒久咳。

6. 紫苏子、莱菔子、白芥子  此角药为三子养亲汤,出自《皆效方》,录自《杂病广要》,为祛痰剂,具有温肺化痰,降气消食之功效。主治痰壅气逆食滞证。咳嗽喘逆,痰多胸痞,食少难消,舌苔白腻,脉滑。临床常用于治疗顽固性咳嗽、慢性支气管炎、支气管哮喘、肺心病等痰壅气逆食滞者。方中白芥子温肺利气,快膈消痰;紫苏子降气行痰,使气降而痰不逆;莱菔子消食导滞,使气行则痰行。"三子"系均行气消痰之品,根据"以消为补"的原则,合而为用,各逞其长,可使痰消气顺,喘嗽自平。朱丹溪言"善治痰者,不治痰而治气,气顺一身之津液亦随气而行"。三药相配,泻肺平喘,降气消痰,同时兼顾健脾消食。临床上症见咳嗽、气喘、痰多、纳差时,赵青春教授常用三子养亲汤作为主药,以泻肺平喘、化痰止咳。

7. 干姜、细辛、五味子 干姜味辛,性热,入心、肺、脾、胃、肾经,既能祛脾胃寒邪、助脾胃阳气,又能温散脾寒,温助心阳以通脉,还可温散肺寒而化痰饮,治疗寒饮伏肺的咳嗽气喘、形寒背冷、痰多清稀等症。细辛味辛,性温,入肺、肾经,辛散温通,既能温肺以祛寒,又能温肺以祛痰,《别录》:"温中下气,破痰,利水道,开胸中,除喉痹,齆鼻,风痫癫疾,下乳结。汗不出,血不行,安五脏,益肝胆,通精气。"细辛化痰饮之功极佳,特别是寒痰留饮。五味子最早收载于《神农本草经》,古人曾这样评价五味子"五味子皮肉甘酸、核甲辛苦,都有咸味此则五味俱也。"虽曰五味俱全,但以酸、苦、咸三味为主,归属于肺、心、肾经。具有敛肺,滋肾,生津,收汗,涩精之功效,主治肺虚喘咳,口干作渴,自汗,盗汗,劳伤羸瘦,梦遗滑精,久泻久痢等。三者相伍,干姜温脾与肺,使脾能散精于肺,肺能通调于膀胱,使水液在体内正常运行,不致停蓄为患。同时细辛之性辛散,五味子之性酸收,单用细辛过于辛散,单用五味子,又恐太酸过敛,两药伍用。既发挥了两者的平喘止咳作用,又利用了其一散一收、相辅相成的作用。干姜得细辛、五味子之佐,共使痰饮消,咳喘止。仲景名方小青龙汤、厚朴麻黄汤、苓甘五味姜辛汤等里面都蕴含此角药。干姜、细辛、五味子为治痰饮咳喘之良药,所以古人说:"若要痰饮退,宜用姜辛味。"在临床应用时,如肺寒停饮偏重,五味子量应少于干姜、细辛;如肺虚,久咳不止,五味子用量宜酌情加重。

## ▶▶ 五、典型医案

**医案一**

患者王某,男,54 岁,2021 年 2 月 9 日初诊。

**主诉:**咳嗽半月。

半月前患者受凉后出现鼻塞、流涕、咽痛,偶见咳嗽,自服"蛇胆川贝液、肺宁颗粒、复方鲜竹沥液、强力枇杷露"等药物,效果不佳,现进食生冷食物及平卧后咳嗽明显加重,咯少量白色黏痰,咯吐不利,喉中如有物阻,稍有恶寒,夜间咳嗽甚,眠差,舌淡红,苔白有水液,脉沉。

**辨病诊断:**咳嗽。

**辨证诊断:**外寒内饮证。

**治法:**温肺化饮。

**方药:**小青龙汤加减。炙麻黄 6 g,白芍 10 g,细辛 3 g,干姜 10 g,甘草 6 g,桂枝 10 g,半夏 10 g,五味子 10 g,茯苓 15 g,陈皮 10 g,厚朴 10 g,紫苏叶 10 g,紫菀 10 g,款冬

花 15 g。3 剂,每日一剂,水煎服,早晚分服。

2021 年 2 月 13 日二诊:患者诉服上药后咳嗽有所减轻,咯痰仍不利,咽中如有炙脔,但出现间断心悸,舌苔同前,脉沉弦。审其症脉,结合仍咯痰不利、咽中如有炙脔、心悸、脉弦等症状,考虑其存在少阳枢机不利的情况,故改方:柴胡 10 g,半夏 10 g,黄芩 10 g,干姜 4 g,五味子 10 g,紫菀 10 g,甘草 6 g,茯苓 15 g,厚朴 10 g,款冬花 15 g。3 剂,每日一剂,水煎服,早晚分服。

2021 年 2 月 18 日三诊:3 剂后咳嗽明显减轻,舌脉同前,效不更方,开具 2 剂,服法同前。5 d 后随访知其已愈。

按语:此类患者多见于秋冬季节天气变冷时发病,此证为外寒内饮证,主要病理因素在于内饮停于心下,病因病机为外寒与内饮内外相见。痰饮较痰湿流动性大,以其停聚处的症状为主要临床表现。常见症状除了恶寒、发热、身痛而喘等太阳伤寒实证表现外,常伴见咳嗽痰多,色白质稀或为泡沫状、短气、不能平卧,欲得热饮,脉弦紧或浮紧。简单来说,有内饮之人,平素可有喜坐立不喜躺,此因心下有停水,水为阴邪趋下,故坐立时,水饮在下不迫胸膈,平卧则压迫了隔膜导致咳和气喘,故此类咳嗽或见证有很多,饮至肠则下利;蓄于膀胱则少腹满、小便不利;旧饮不去,新水不能吸收,可见口渴等。

小青龙汤为仲景伤寒名剂,《伤寒论》第四十条记载:"伤寒表不解,心下有水气,干呕,发热而咳,或渴,或利,或噎,或小便不利,少腹满,或喘者,小青龙汤主之",方中麻黄、桂枝宣肺散寒、止咳平喘,同时桂枝亦能助阳化气;射干配伍麻黄达宣肺利咽、降逆平喘之功;干姜、细辛既可助麻黄、桂枝宣肺散寒止咳,又可逐肾经邪实,达温逐饮邪之效;白芍、五味子收敛逆气,镇咳平喘,散中有收,防止辛散温燥太过;紫菀、款冬花、法半夏、苦杏仁、苏子、桔梗温润降逆、化痰逐饮;甘草调和诸药。全方共凑宣肺散寒、温阳化气、消痰止咳、利咽平喘之功。以上药物相辅相成,共奏宣肺平喘、止咳化痰之功。

该方多用于治疗外寒内饮型病证,临床医家是以"发热恶寒、头身疼痛、咳喘、无汗、痰涎清稀量多"等为小青龙汤的主要症状,且小青龙汤是在麻黄汤的基础上化裁而来,大多医家认为其必须包含外寒、内饮才能用此方,但在目前的医疗环境及条件下,患者在感冒、咳嗽的初期大部分都是自行服用自备的口服感冒药或者止咳药,并不会立即来医院就诊或者直接找中医就诊,因此当患者出现于我们面前时,恶寒发热等表寒症状已经不太明显或者已经消失,遗留咳嗽、咯痰等症状了,大多医师就不会优先选用小青龙汤了。但赵青春教授在多年的临床经验中,通过临证总结,认为外感风寒邪气是小青龙汤的发病原因,而肺寒内饮才是小青龙汤的病理基础,以"治肺不远温"理论为指导,以小青龙汤为基础来温肺散寒、化痰止咳,每获佳效。《金匮要略·痰饮咳嗽》第三十五条记载:"咳逆倚息不得卧,小青龙汤主之"、《金匮要略·妇人杂病》第七条"妇人吐涎沫,医反下之,心下即痞,当先治其吐涎沫,小青龙汤主之",小青龙汤在治疗"咳逆倚息、妇人吐涎沫"时也不具备表寒之证,故小青龙汤表证明显时可以散寒解表,表证逐减或消失时亦可以温肺止咳,不必过于注重外感表寒证。

小青龙汤主要针对水饮停于心下兼治肺中水饮,性较猛烈,临床应用时宜用小剂量,取"治上焦如羽,非轻不举"及"祛邪不伤正"之义。若上症兼烦躁者,加石膏。此外,小青龙汤性猛,临床使用时不宜久服。而对于肺中微饮停留者,赵青春教授临证中多选用金沸草散。金沸草散出自《博济方》卷一,为止咳化痰剂,具有发散风寒,降气化痰之功效,主治伤风咳嗽,症见恶寒发热,咳嗽痰多,鼻塞流涕,舌苔白腻,脉浮。《医林纂要》:金沸草咸苦微辛,其花午开子落,与半夏意同而轻浮,上入于肺,苦能泄热气,咸能化痰结,辛能行痰湿,凡痰饮之逆于肺者,此能降而泄之;前胡甘苦微辛,能降泄高亢之气,而疏畅下行之滞,主下气行痰;麻黄以大开腠理而泄其风;荆芥辛苦而性上浮,祛头面之风,去经隧之湿,此方盖以此为君药,以兼去风痰,诸药亦随以上升于肺,而后乃降而下坠其痰也;赤芍药酸于泻肝敛阴,且监麻黄之过散,用赤者以行水分收痰湿也;轻用半夏者,以风则夹相火也,然必用之者,非此不足以通滞行痰也;金沸草轻虚,此以行于下所以助之;甘草以厚脾土,以缓肝急。对于感染后咳嗽,病程迁延不愈,无明显寒热者,可与止嗽散合用。如咽痒明显者可加桔梗,痰热者加黄芩,风寒者加紫苏叶,风热者加枇杷叶,阴虚者加麦冬等。

**医案二**

薛某,男,68 岁,2023 年 1 月 9 日初诊。

主诉:新冠病毒感染后间断咳嗽 2 周。

患者 2 周前因新冠病毒感染后开始出现咳嗽,伴有胸部闷痛,曾在当地社区医院行血常规+CRP 未见异常,肺部 CT 提示:局限性肺纤维化,服用多种止咳药(二氧丙嗪片、咳特灵胶囊、复方甘草片等)效果不佳,今日来门诊求治中药治疗。刻下症见:睡前及晨起咳嗽剧烈,遇冷风后加重,痰黏难咳,量少色白,胸部闷痛,咽中如有炙脔,纳食欠佳,眠不安,二便调,舌稍暗、苔薄白腻,脉弦滑。既往有高血压病史,口服"苯磺酸氨氯地平片 5 mg qd"降压,自诉血压控制可。查体:心脏听诊无异常,双下肺可闻及少许爆裂音,双下肢无水肿。

辨病诊断:咳嗽。

辨证诊断:邪郁少阳证。

治法:和解少阳、理气止咳。

方药:小柴胡汤合半夏厚朴汤加减。柴胡 12 g,黄芩 10 g,清半夏 10 g,生姜 10 g,大枣 10 g,党参 10 g,炙甘草 6 g,厚朴 10 g,苏叶 6 g,茯苓 12 g,鸡内金 15 g,焦神曲 10 g。3 剂,每日一剂,水煎服,早晚分服。

2023 年 1 月 13 日二诊:患者诉咳嗽明显减轻,咽中梗阻感明显好转,眠差,胸部闷痛明显改善,舌暗、苔薄,脉细弦滑。症状明显好转,可于上方加黄连 6 g,5 剂,服法同前。2 周后随访知其已愈。

按语:此种咳嗽由于延误治疗时机或者治疗方法错误,导致病情迁延不愈,具有时发时止的特点,说明此时机体内正气与邪气处于互相胶着的状态,病邪正处于半表半里之间,其发病位置在于少阳。少阳为枢,发挥着阳气的生产、输布和调控的作用,动而不穷,三焦运行协调,全身气机调畅,少阳以三焦为道路,从内经过脏腑,外达腠理,运行通畅,气机运行正常,方能调和内外。若是少阳气运不畅,气机阻滞,三焦运行不畅,上焦淤堵,肺气无法宣泄,咳嗽则会频发;肺部积水,津液不得运行积聚于肺出现痰液。另外,肝胆与三焦同属少阳,司相火,三焦气机不运、相火不得宣泄,也可致病。此外,现代生活节奏快、工作生活压力大、学习紧张等也可能引起咳嗽,此类情志内伤都可引起少阳火郁而引发疾病。

少阳病既是寒邪袭入半表半里之间,治法首当达邪外出,柴胡无疑为少阳病和解达邪之主药,是必不可少者,而尚不能独擅其功。盖是时邪在少阳,渐已化热,加之肝胆内寄相火,其热更甚。此时少阳经中之热往往甚于袭入之邪,斯时若非黄芩之力,则不足以除少阳之热,热若不除,和解则无门。方虽名曰"小柴胡汤",而当少阳邪重热盛之时,无柴胡则不能达其邪,舍黄芩则不能解其热。黄芩与柴胡相须而用,相得益彰,此乃小柴胡汤之真谛也。小柴胡汤之主证,医书每将《伤寒论》中"寒热往来,胸胁苦满,嘿嘿不欲饮食,心烦喜呕"称为小柴胡汤之"四大主证",将"口苦、咽干、目眩"二三症称为"提纲证",然《伤寒论》原文又有"有柴胡证,但见一证便是,不必悉具"之文。此案患者咳嗽以睡前及晨起为著,发作有时,似小柴胡汤证之"往来寒热",且脉细弦,考虑为少阳咳嗽,因患者咽中异物感,且苔薄腻,考虑内有里饮,故初诊时予小柴胡汤合半夏厚朴汤化裁。本案方剂中的柴胡、黄芩具清热燥湿、泻火解毒、疏邪透表之效,一清一散,共解少阳之邪。半夏、生姜可辛温散燥,可降逆、止呕和胃化痰;人参、甘草、大枣可补益脾气,恢复体内运化功能,祛除病邪;诸药共用,促进三焦畅通,气机运转流畅,促进气机恢复平衡,使得肺气可以正常宣发,进而确保津液正常输布,从而促进咳嗽、咯痰、咽干等症状快速消失。半夏厚朴汤出自《金匮要略》,为理气剂。由半夏、厚朴、茯苓、生姜、苏叶组成,具有行气散结,降逆化痰之功效,主治梅核气,症见咽中如有物阻,咯吐不出,吞咽不下,胸膈满闷,或咳或呕,舌苔白润或白滑,脉弦缓或弦滑。临床上常用于治疗癔症、胃神经官能症、慢性咽炎、慢性支气管炎、食道痉挛等属气滞痰阻者。方中半夏辛温入肺胃,化痰散结,降逆和胃;厚朴苦辛性温,下气除满,助半夏散结降逆;茯苓甘淡渗湿健脾,以助半夏化痰;生姜辛温散结,和胃止呕,且制半夏之毒;苏叶芳香行气,理肺舒肝,助厚朴行气宽胸、宣通郁结之气。全方辛苦合用,辛以行气散结,苦以燥湿降逆,使郁气得疏,痰涎得化,则痰气郁结之梅核气自除。二诊时,患者咳嗽大减,但仍自觉咽中有痰,睡眠差,加黄连,取半夏泻心汤之意,重在调和肝脾,平调寒热。诸药合用,共奏和解少阳、通利枢机、理气化痰、宣发郁热之功,方证相应,故获立竿见影之效。

**医案三**

刘某,女,58 岁,2022 年 3 月 9 日初诊。

主诉:咳嗽 10 余天。

10 余天前受凉后出现咳嗽,初起咯大量黄痰,痰黏难咯,服用中成药(咳喘颗粒)及抗生素(阿莫西林胶囊、头孢克肟分散片),效果不佳,后改为服用中药治疗,5 剂中药后咳嗽稍减轻,痰量少,色白质黏夹有血丝,咽干明显,夜间咳甚影响睡眠,寐差,体感恶冷喜热,小便调,大便干,舌嫩红,苔薄,脉象沉缓。既往否认慢性病史,外院胸片未见明显异常,查体:心率偏快,双肺听诊呼吸音粗,未闻及干湿啰音。

辨病诊断:咳嗽。

辨证诊断:肺阴亏虚证。

治法:养阴清肺,化痰止咳。

方药:麦门冬汤加减。麦门冬18 g,清半夏10 g,党参15 g,山药20 g,炙甘草10 g,苦杏仁10 g,竹茹12 g,生姜6 g,黄芩8 g。3剂,每日一剂,水煎服,早晚分服。

2022年3月13日二诊:患者诉服上药后咳嗽有所减轻,咳痰量极少,咽中不利明显减轻,舌脉同前,症状好转,继守上方3剂,服法同前。后听家人诉说其药完病除。

按语:麦门冬汤最早见于仲景先师的《金匮要略·肺痿肺痈咳嗽上气病脉证治第七》第10条:"大逆上气,咽喉不利,止逆下气者,麦门冬汤主之。"方由麦门冬、半夏、人参、甘草、粳米、大枣组成。后来,孙思邈的《千金翼方》在金匮麦门冬汤的基础上,加以改进,增入桔梗、桑白皮、生姜、生地、紫菀、竹茹、麻黄,去掉人参、大枣、粳米,制成麦门冬汤(俗称千金麦门冬汤),主治大病后火热乘肺,咳唾有血,胸膈胀满,上气羸瘦,五心烦热,渴而便秘。其病机多因外感寒邪,入里化火,伤及肺阴,虚火上炎。在治疗上千金方侧重于清火疏寒,方中以桔梗、桑白皮、半夏、生姜化痰,生地、紫菀、竹茹、麦冬清敛火气,麻黄搜剔陈寒,甘草调和诸药。

麦门冬汤主治咳嗽肺阴亏虚证,此类患者或因外感风、火、燥邪治疗后表证已除,却伤津液,或因他脏相传,津液来源生化不足或被火邪煎灼伤阴,或因其他病理产物阻碍津液运行的通道,肺体失养所致。肺胃津伤,虚火上炎,肺胃之气上逆,故咳喘;津液受伤,津不能上承,故咳而咽喉干燥不利,咯痰不爽。由于阴津亏虚,故有口干欲饮,舌红少苔,脉虚数等症。本型病程较长,病位在肺。此类咳嗽主要表现在夜间咳甚,甚至影响睡眠,究其原因,在于阳不附阴。方中以麦门冬为主药,且重用(7 L),在于润肺养胃,清虚火;人参、大枣、粳米、甘草益气健脾,培土生金,益气生津而润肺燥;方中还应用了少量半夏(1 L),在于下气化痰;方中人参、半夏之燥性可由麦冬等制约。全方润肺生津。临床中若痰中带血者,可加小蓟、白及;咽痛、舌红明显者,可加金银花、牛蒡子等。


**医案四**

张某,男,76岁,2021年12月9日初诊。

主诉:反复咳嗽、咳痰10年,加重伴喘促1年。

患者有长期慢性大量吸烟史,10年前无明显诱因下开始出现反复咳嗽、咳痰,每遇冬春季节或天气变化时容易加重,使用止咳化痰等药物,上述不适可减轻,1年前无明显诱因下在上述不适的基础上出现气喘、憋闷,活动或劳累后加重。多次就诊于当地医院,予以抗感染、止咳化痰等对症治疗,症状减轻,但停药后症状反复出现,现为寻求中医诊治,求治于赵青春教授门诊。刻下症见:咳嗽、咳痰明显,泡沫样痰,色白,量多,痰黏难咯,活动后气喘,易出汗,动辄汗出,乏力,白天仍困倦明显,腰膝酸软,双下肢轻度凹陷性水肿,夜尿频数,纳可,夜寐差,大便调,舌淡暗有瘀斑,舌下络脉曲张,苔白腻,脉沉滑。

辨病诊断:咳嗽。

辨证诊断:肺肾亏虚证。

治法:补益肺肾,止咳化痰平喘。

方药:自拟方药。生晒参10 g,黄芪15 g,五味子6 g,桑白皮15 g,紫菀10 g,款冬花15 g,白前10 g,前胡10 g,葶苈子(包)10 g,补骨脂10 g,熟地黄10 g,枳壳10 g,白术10 g,陈皮10 g,半夏10 g,茯苓10 g,桃仁10 g,红花10 g,茯神10 g,远志10 g,炙甘草6 g。5剂,每日1剂,水煎服,早晚分服。

2021年12月14日二诊:患者诉咳嗽较前减轻,偶有白色稍黄痰,较前容易咳出,乏力明显缓解,仍有汗出、双下肢轻度浮肿,夜尿减少,纳食可,寐安,大便调,舌质暗,苔白腻,脉沉滑。处方:原方去前胡、白前、茯神、远志,再服用7剂,服法同前。

2021年12月23日三诊:患者诉偶有咳嗽,咯少量白痰,下肢水肿缓解,汗出、乏力明显减轻,纳可,寐安,二诊方去葶苈子,继服7剂,服法同前。后症状明显减轻,工作、生活不受影响。

按语:慢性咳嗽病程长,病因病机复杂多变,最终以肺肾亏虚为本,痰与瘀互见。慢性咳嗽由于久咳而耗伤阳气,导致阳虚阴盛、津液不化而成痰饮。咳嗽初期仅表现为肺气虚,气不布津,津液凝聚为痰;继则波及脾肾,脾阳、脾气亏虚,运化失职,肾气、肾阳不足,蒸化失司,则痰饮内生。痰饮既是主要病理产物,又是重要致病因素。肺脏清虚而娇嫩,为脏腑之华盖,喜温而恶寒,阳气亏虚,痰饮内伏,阻滞气机,导致咳嗽反复发作。由于肺失宣降,卫外不固,外邪极易入侵,成为咳嗽日久不愈的导火索。肺肾为母子关系,《素问·阴阳应象大论》言:"西方生燥,燥生金,金生辛,辛生肺,肺生皮毛,皮毛生肾。"揭示了肺、肾二脏的相生关系。咳嗽初期,病邪首犯肺,病程日久必然导致母病及子。久病耗损肺气,致血脉不畅则生瘀血,瘀阻经络气机,津液输布障碍,痰饮遂生,因而痰可酿瘀,瘀亦能变生痰水,正如《血证论》所云:"须知痰水之壅,由瘀血使然,但祛瘀血则痰水自消。"久咳不已,肺失清肃降,痰涎排出艰难而又内生不断,蕴遏不化,痹阻脉络,遂致痰浊与瘀血互结为祟,再碍肺之宣肃,如此循环,咳嗽永无宁日。

本方中生晒参、黄芪大补肺肾之气,熟地黄、五味子益髓填精、补肾滋阴、收敛固涩欲散之肺气,紫菀、桑白皮化痰清肺、平喘降气,紫菀、款冬花为治30年久嗽神药,赵青春教授在临床辨治久咳时多用此药对,方中加入陈皮、半夏,二药辛温化痰,入肺经,可化一切新旧顽痰,白前、前胡为赵青春教授常用的止咳对药。患者症见汗出、疲乏,此系久咳导致肺虚卫外不固,以茯苓、白术培土生金,健脾补肺、益气燥湿。枳壳宽胸行气,葶苈子利水消肿,补骨脂固精缩尿、助阳益精。茯神、远志安神助眠,宁心解郁。在临床中,久病者多出现焦虑、抑郁情绪,故赵青春教授在诊疗疾病的过程中,注重患者情志方面的变化,在方中加入一些疏肝理气、宁心安神的药物,以达到更佳的疗效。久病多瘀、多虚,此案患者舌暗红、舌下络脉曲张,则为瘀血阻络之表现,可加用桃仁、红花以活血化瘀、通经络。全方合用,起到很好的补肺益肾、利湿化痰、活血化瘀的作用。若阴虚较甚者。加南沙参、玉竹、生地黄、百合以滋阴润肺;脾气虚者,可配合补中益气汤以益气升阳;肾失摄纳,喘促较甚者,加煨诃子、蛤蚧、胡桃肉以补肾纳气;若肺肾气虚明显者,可加用鹿角片、蛤蚧粉等。

**医案五**

王某,女,53 岁,2020 年 6 月 21 日初诊。

主诉:感冒后咳嗽 1 月。

1 月前受凉后出现鼻塞、流涕、头疼、咳嗽等症状,自服感冒灵颗粒等药后,鼻塞流涕等症状缓解,但咳嗽一直未减轻。后患者多次服用中药(具体不详)、西药(复方甲氧那明胶囊、咳特灵胶囊等),效果不佳。就诊时症见:咳嗽,咳中等量白痰,不易咳出,咳甚自觉胸闷、气短,纳食一般,寐差,大便干结,小便调,舌边尖红,苔薄白,脉弦数。查体:两肺呼吸音稍粗,双肺未闻及干湿啰音,心脏听诊无异常。辅助检查:胸片示两肺纹理粗乱,血常规+CRP 在正常范围内。

辨病诊断:咳嗽。

辨证诊断:气机不畅证。

治法:调畅气机,宣肺止咳。

方药:升降散加减。白僵蚕 10 g,蝉蜕 6 g,姜黄 6 g,生大黄 10 g,桑白皮 20 g,法半夏 10 g,陈皮 10 g,生甘草 6 g。5 剂,每日 1 剂,水煎服,早晚分服。

2020 年 6 月 27 日二诊:服用上药后咳嗽、咯痰症状明显减轻,咳甚气短、胸闷减轻,纳可,眠一般,大便仍干结,小便调,舌脉同前,查体心肺听诊无异常。守上方加牛蒡子 12 g、瓜蒌 10 g。5 剂后症状缓解。

按语:升降散出自明代张鹤腾的《伤暑全书》卷下,原为治暑良方。后得清代医家杨栗山的发挥,载于《伤寒瘟疫条辨》,是调表里三焦气机升降之代表方。该方由僵蚕、蝉蜕、姜黄、大黄等 4 味药组成,方以僵蚕为君,蝉蜕为臣,姜黄为佐,大黄为使,米酒为引,蜂蜜为导,六法具备。僵蚕为君,味辛气薄,苦燥恶湿,故能胜风除湿,清热解郁,《神农本草经疏》称其"能辟一切怫郁之气","能入皮肤经络,发散诸邪热气",从治膀胱相火,引清气上朝于口,故逆浊结滞之痰。蝉蜕为臣,甘寒无毒,质轻则升,能祛风胜湿,涤热解毒。杨栗山称:"夫蝉衣寒无毒,味咸且甘,为清肃之品,出粪土之中,处极高之上,自甘风露而已吸风得清阳之真气,所以能祛风而胜湿,饮露而得太阴之精华,所以能涤热而解毒也"。二药相配旨在升阳中之清阳。现代研究也认为:僵蚕和蝉蜕具有抗变态反应,降低气道高反应,化痰等功能,对咳嗽、咽痒甚为适用。姜黄为佐,大寒苦平,喜祛邪伐恶。理血中之气,利肝胆而散郁。大黄为使,味苦而大寒,力猛善走,能直达下焦,深入血分,可上下通行,既能泻火,又可补虚。姜黄、大黄皆苦寒降泄之品,既走气分,又行血分,二药相合,旨在降阴中之浊阴。四药两两阴阳相配,升降相施,寒温并用。既无明显寒热偏胜之性,又无补泻偏胜之弊,重在调和,正所谓"以和为贵"。酒引之使上行,蜜润之使下导。本方有升有降,可使阳升阴降,内外通和,而温病表里三焦之热全清。杨栗山云:"名曰升降,亦(表里)双解之别名也。"因之命名"升降散"。赵青春教授根据临床症状辨证酌情加药,如痰多清稀者加陈皮、法半夏、干姜;咽痒者加白芷、白鲜皮;咽痛者加玄参、桔梗、射干、马勃;咳声嘶哑,可加木蝴蝶;脾胃虚、腹泻者加炒薏苡仁、党参、白术。

## ▶▶ 参考文献

[1]王立新.柴胡升降散治疗慢性咳嗽(风热犯肺型)的临床观察[D].中国知网,2022:36.

[2]苏凤哲,杨丹.路志正从肝论治咳嗽学术思想探讨[J].世界中西医结合杂志,2015,10(01):1-3+6.

[3]黄珊珊.紫菀、款冬花药对的药学研究[D].广州中医药大学,2008.

[4]高学敏.中药学[M].北京:中国中医药出版社,2007.

[5]吴霞.前胡化学成分及药理作用的研究进展[J].食品与药品,2010,12(11):442-444.

[6]尹硕淼,高志凌,聂卫群.虫类药在肺系疾病中的应用探析[J].陕西中医药大学学报,2021,44(05):59-62.

# 胃 痛

## ▶▶ 一、疾病概述

胃痛又叫胃脘痛，以胃脘部疼痛为主要症状。胃痛属于脾胃病，是临床常见病、多发病之一，其发病率居高不下，严重影响人们的工作及生活。对胃痛的记载，最早见于《内经》，如《素问·六元正纪大论》说"木郁之发，民病胃脘当心而痛，上支两胁，膈咽不通，食饮不下。"书中对胃痛的病因、病机以及治疗等方面作了大量的论述。张仲景的《伤寒杂病论》从理法方药各个方面为胃痛奠定了临床基础。仲景的很多处方，如大建中汤、附子粳米汤、芍药甘草汤、吴茱萸汤、小建中汤、黄芪建中汤等，都是后世治疗胃痛的常用有效方。唐代孙思邈《千金要方》有"九种心痛"，即虫心痛、注心痛、风心痛、悸心痛、食心痛、饮心痛、冷心痛、热心痛、去来心痛，对心胃痛按照病因及临床表现做出的归类。金元时期李东垣在《兰亭秘藏》中首次提出"胃脘痛"的概念，将胃脘痛与心痛区分开来，使胃脘痛成为独立的病证。清代叶天士主张脾胃分治，创立了胃阴学说，使脾胃学说趋于完美。赵青春教授认为胃痛应是"胃脘痛"，应与心痛区分开来，属于独立的病证。

## ▶▶ 二、病因病机

### （一）胃痛的病位在胃，但与肝、脾关系密切

《杂病源流犀烛》曰"胃痛，邪干胃病也，胃禀冲和之气，多气多血，壮者邪不能干，虚则着而为病，偏寒偏热，水停食积，皆与真气相搏而痛。惟肝气相乘为尤甚。"《医学正传·胃脘痛》云："致病之由，多由纵恣口腹，喜好辛酸，恣饮热酒煎博，复餐寒凉生冷，朝伤暮损，日积月深……故胃脘疼痛。"赵青春教授认为导致胃痛的原因不外乎外因、内因两点，其中外因有外邪入侵、内伤饮食，内因包括情志失调、久病体虚。感受六淫外邪或者饮食不节，如暴饮暴食、饥饱无常损伤脾胃。或过食生冷、寒气客胃而痛，或恣食辛辣刺激、过量饮酒，湿热中阻而致胃气失于和降，不通则痛。内因情志失调如忧思恼怒，情志不遂，肝木克伐脾土，脾失健运，胃气阻滞，致胃失和降导致胃痛。或是脾胃素虚，运化无力，气机不畅，发为胃脘痛。

## （二）胃痛的病机是胃失和降

《医法圆通》载胃痛的治疗："胃痛一证，有饮食、寒热、虚实之别，切不可执定有形质之胃，当于胃中往来之气机上理会方可目。"赵青春教授认为胃痛的病机是胃失和降，因此赵青春教授治疗胃痛，总不离和胃止痛。又因肝主疏泄，主要表现在调畅情志、疏泄气机，脾主运化，对于调畅气机、水液代谢至关重要，肝脾两脏与胃关系最为密切，因此治疗时常常从肝、脾、胃论治。

## ▶▶ 三、辨证论治

常见的胃痛证型有：肝郁脾虚证，治以疏肝和胃，方选柴胡疏肝散或四逆散加减；脾胃虚弱、痰湿阻滞证，治以温阳健脾、燥湿化痰，方选四君子汤或六君子汤加减；瘀血停胃证，治以活血化瘀，方选丹参饮合失笑散加减；寒热错杂证，治以寒热平调、散结消痞，方选半夏泻心汤加减；寒邪客胃证，治以温胃散寒，方选良附丸加减；饮食伤胃证，治以消食导滞、和胃止痛，方选保和丸加减；胃阴亏耗证，治以养阴益胃、和中止痛，方选一贯煎合芍药甘草汤加减。

## ▶▶ 四、临证体会

赵青春教授临证时讲究抓主证，辨证论治、遣方用药，现将临证体会总结如下。

### （一）赵青春教授临证时最常见的证型是脾虚肝郁证，治以舒肝和胃

临床上表现为两胁胀闷疼痛、纳呆或伴生气后或情绪紧张后胃痛加重等不适。脉象上以弦脉多见，弦为肝之主脉。其病因为肝气犯胃，肝木疏泄太过，横逆克土，导致脾胃失和、胃失和降，不通则痛。其中弦而有力，多为肝气盛克伐脾土；弦滑为木贼克土兼有痰湿中阻；弦细多是肝气不调兼有阴虚或气阴两虚；弦细无力，见于肝气不调兼有脾胃虚寒。此证若日久不愈，或长期肝郁不舒，又可致肝郁化热引起胃热之反酸、胃灼热等症。疏肝和胃法赵青春教授运用最多，重在肝胃同调，治疗时将疏肝之法贯穿始终。"胃痛，因其治亦专责于肝"，《景岳全书》云："肝主疏泄。"《伤寒杂病论》曰："见肝之病，知肝传脾，当先实脾。"因此赵青春教授在疏肝理气的同时顾护脾胃。《临证指南医案》曰"厥阴之气上干，阳明之气失降"，脾胃气机的通降，依赖于肝气的调达，所以临床上运用柴胡疏肝散或四逆散加减治疗胃脘痛疗效颇佳。如紫苏梗、香附、陈皮、柴胡、白芍、枳壳、炙甘草、绿萼梅、佛手、厚朴等。此外，应当指出的是，当土被木郁，出现肝胃郁热之反酸时，赵青春教授临证时加入大剂量酸而微寒的白芍。《素问·至真要大论》云："木位之主，其泻以酸。"白芍酸微寒，微寒能泻火，酸能泻木，因此郁热之气除，脾胃自和，胃痛则止。

### (二)六君子汤为基础方治疗脾胃亏虚、痰湿阻滞证

运用祛湿化痰法此法治疗脾胃虚弱日久,脾主运化功能减退,再加上不良生活习惯,如嗜食生冷等,导致痰湿渐生,阻滞脾胃气机的患者。临床症状除胃痛外,或见胃中有振水声、头晕目眩、身重困倦、大便溏等症。脉象多见濡滑,舌象以舌淡、苔白腻多见。张仲景云:"病痰饮者,当以温药和之。"脾胃亏虚,阳虚气化失司,水湿内犯、痰浊内生,赵青春教授认为健运脾胃的同时应当温脾阳,临证时常用四君子汤或六君子汤为基础方。四君子汤组方人参、茯苓、白术、炙甘草以健脾益气,六君子汤为四君子汤加陈皮、半夏以增燥湿化痰之功效。

### (三)对于饮食积滞或者纳差的患者临证时加健胃消食的药物

对于脾胃亏虚、饮食积滞或者胃纳不佳证,临床表现每遇饮食稍多往往胃痛症状加重,或见便秘、腹泻等症状的患者。舌苔多呈厚腻之象,脉略见滑。赵青春教授在临床中常用消食和胃之焦三仙、炒神曲、炒谷芽等运化脾胃,方用保和丸加减。此法也作为食积证的辅助疗法,凡胃痛伴见不欲饮食、纳呆,无论饥饿或饱腹出现这些症状时,根据病情需要选用炒麦芽、炒谷芽、神曲、山楂等消食药以配合胃痛的整体治疗。

### (四)赵青春教授治疗胃痛临证时注重和胃降逆

脾虚是发病的基础,肝郁是致病的条件,胃气不降是引发症状的原因。其病机核心为胃失通降,气机阻滞贯穿疾病始终。临床表现以呃逆、反酸等症状为主,脉多见弦,舌淡有白苔。胃的生理特点为主降,胃腑受邪,影响到和降功能,故胃病治当降逆和胃,恢复其生理功能,胃气和降,脾胃气机自然恢复。赵青春教授临证时,常将降逆之品与疏肝之品合用,如旋覆花、代赭石、煅瓦楞子、海螵蛸等下气降逆之品配伍绿萼梅、木蝴蝶、枳壳、佛手、陈皮等疏肝理气之药。取旋覆花、代赭石善下气消痰、降逆止呃,煅瓦楞子、海螵蛸善化痰制酸止痛,再配伍绿萼梅、佛手等"轻灵"疏肝之品。如此,肝胃同调,往往取得佳效。可见赵青春教授认为胃痛时出现的呃逆上气之证,都与肝气不调有联系,且在用药时,选用质地轻的疏肝药物,以顾护脾胃。

### (五)赵青春教授对于胃痛日久者,注重活血化瘀

《临证指南医案》云:"初为气结在经,久则血伤入络。"赵青春教授认为胃痛病久与瘀血相关,活血治胃法用于胃痛病程日久,久病入络,气血失和,出现瘀血阻滞之证。临床表现以患者胃脘痛持久、顽固,入夜尤甚为主。舌下多见青紫,整体舌黯,脉象多见涩象。赵青春教授临证常用丹参饮合失笑散加减,加丹参、乳香、没药、赤芍、蒲黄、五灵脂等活血理气药,治疗时不忘以木香、陈皮等顾护胃气。伴有糜烂性胃炎者,可加白及、三七粉以止血,祛瘀不留邪。

### （六）平调寒热法适用于寒热错杂之胃痛

胃脘痛多为虚实相兼、寒热错杂之证，临床表现为胃脘部痞满疼痛不适，或呕吐、肠鸣下利，舌苔腻而微黄。脾胃位于中焦，为阴阳升降的枢纽，脾胃亏虚，寒热错杂遂而出现胃脘部痞满疼痛不适；脾为阴脏，其其主升，胃为阳腑，其气主降，升降失常则可见恶心、呕吐，在下表现为肠鸣下利，"治中焦如衡"临床以半夏泻心汤为基础方，半夏泻心汤选自《伤寒论》："但满而不痛者，此为痞，柴胡不中与之，宜半夏泻心汤"，其方由半夏、黄连、黄芩、干姜、人参、大枣、炙甘草组成，是临床上治疗消化道疾病的常用方，治疗中气虚弱、寒热错杂、升降失常而导致的胃痛，治疗当辛开苦降、寒热平调，散结除痞，临证时需要因地、因时、因人、用药，临证加减，以期恢复脾胃的升降枢纽功能。

### （七）赵青春教授认为临证时要善于抓主证，准确辨证论治

临床上，胃痛虽表现为不同证候，但各证候之间常相互关联、相互影响，变现为互为因果。如疾病之初多属实证，有寒积、食积、气滞，三者之间，既有共同的病理基础，即脾胃为外邪壅滞，又相互影响，如寒凝则气滞，寒凝、气滞喂养不振，则易于停食；而食积胃脘，土壅木郁，进一步加重气滞。如疾病进一步发展，气郁可以化火，寒邪郁久也可以转化为热，积滞又可以变生湿热；如病初在气，久病延及血络，则多虚实夹杂、寒热错杂、气滞血瘀之证。邪气久羁，消耗正气，病机由实转虚，或为阳虚，或为阴虚，或阴阳两虚；气血不足，运化无力，久则留瘀生痰，遂致虚证挟痰挟瘀，或因脾不统血或血热妄行，或因瘀血日久伤络，可见各种血症，都是胃痛的常见转归过程。临床上赵青春教授认为胃痛与肝、脾两脏的联系最为紧密。胃痛初发症状明显，多为实证，常为外邪侵袭、饮食失宜、情志不调所致；久病则多脾胃两虚，但多虚实错杂。胃痛的致病因素为气机郁滞、阴寒凝滞、热邪郁胃、水湿停阻、瘀血阻滞。病理机制为邪阻胃中，胃难降浊，气机不通则胃痛。赵青春教授治疗胃痛时重视脾胃调护，治病求本，辨证施治。正气不亏而邪气亢盛者，抗邪为首；正虚无邪者，扶正为先；虚实相间者，祛邪与补虚共行。临证时抓主证，审证求因，灵活辩证论治、处方用药。

### （八）赵青春教授建议胃痛患者生活调理

"调饮食，畅情志，慎起居"进行生活调理。"调饮食"即养成良好的饮食习惯，营养均衡、饮食有节有度。"畅情志"即保持精神愉快，缓解焦虑、抑郁情绪，劝导患者减低自身心理负担，鼓励精神放松对胃脘痛疾病的完全恢复至关重要。"慎起居"即作息规律，劳逸结合，不过饥过饱。一是嘱患者养成规律的起居习惯，注意外界天气冷暖的变化，酌情添减衣物；二是防止劳累过度，防止病情反复；三是保证优质的休息质量，适当锻炼身体以增强体质，提高机体免疫力对缓解疾病不适也有促进作用。研究发现，在常规治疗基础上配合适当的体育锻炼、传统功法如八段锦、太极拳等，对胃肠道不适有改善作用，可有效预防胃痛的反复发作。

## ▶▶ 五、典型医案 ●

**医案一**

季某,男,51 岁。初诊日期:2019 年 6 月 20 日。

主诉:间断胃脘部痛 3 年。

患者近 3 年反复出现间断胃脘作痛,纳少,便溏;遇寒则腹痛腹泻,泻后痛减;冬时畏寒,四肢不温;素多焦虑,神疲乏力;舌淡、边齿痕、苔薄白腻,脉细弦。既往有"慢性胃炎"病史。

辨病诊断:胃痛。

辨证诊断:肝郁脾虚,中阳不振,寒湿内蕴。

治法:疏肝健脾,温中化湿。

方药:四逆散加减。柴胡 9 g,炒白芍 15 g,枳壳 9 g,熟附片 6 g,干姜 6 g,炒党参 15 g,炒白术 9 g,茯苓 15 g,制半夏 9 g,陈皮 9 g,香附 9 g,六神曲炭 15 g,山楂炭 15 g,山药 15 g,炙甘草 6 g。7 剂,每日 1 剂,水煎,分三次温服。同时嘱患者调畅情志,缓解焦虑情绪,建议患者每日练八段锦 2 ~ 3 遍增强体质。

2024 年 6 月 28 日二诊:胃痛较前明显减轻,大便已逐渐成形,纳食日增,腻苔已消;偶有嗳气,近期较为操劳。守方去山楂炭,加丁香 6 g、淫羊藿 18 g。14 剂,每日 1 剂,水煎,分三次温服。

2024 年 7 月 14 日三诊:患者诸症状已消,为求进一步巩固治疗,按二诊处方 7 剂继续口服。

按语:患者素有便溏,遇寒腹痛腹泻,泻后痛减,冬时畏寒,四肢不温,均为中阳不振之象。胃脘疼痛、纳少、神疲乏力、焦虑、脉细弦可辨为肝郁脾虚。方用四逆散疏肝理脾,合附子理中汤温中散寒、健脾益气。赵青春教授常用附子理中汤中熟附片和干姜治疗虚寒性腹泻,党参、白术炒用以增收涩之功。患者兼见舌苔白腻,且素有便溏,恐脾虚不能运化水湿,故合二陈汤以和中化湿。另用六神曲炭和山楂炭健脾开胃,为开胃助运的常用要药。香附增行气开郁之力。本案理法方药明确,君、臣、佐、使得当,故收效颇佳。复方组合遵循和法,取阴阳调和之意,不致太过与不及,并针对纷繁复杂之症情综合调治。正如周学海《读医随笔》中所论:"方中往往寒热并用、升降、敛散并用,非杂乱而无法也,正法之至妙也。"因患者素多焦虑,忧思伤脾,影响脾胃功能,同时影响气机升降,故坐诊时常开导患者,保持精神愉悦,同时练习健身气功八段锦增强体质。

**医案二**

向某,女,38 岁。初诊日期:2019 年 4 月 8 日。

主诉:胃脘部疼痛 5 个月,加重 1 d。

患者近 5 个月常感胃脘胀痛,情绪波动如生气等发作频繁,偶有嘈杂,晨起口苦口干。1 d 前患者同家人生气后上述症状加重,舌质偏红、边有齿痕、苔薄白,舌苔有剥脱,脉细无力。既往胃镜检查示:胃窦胃角炎伴胆汁反流。

辨病诊断:胃脘痛。

辨证诊断:肝胃不和,气阴两虚(脾气虚和胃阴虚)。

治法:疏肝和胃,益气养阴。

方药:四逆散合四君子汤、左金丸加减。柴胡9 g,炒白芍12 g,枳实6 g,枳壳6 g,炒党参12 g,茯苓15 g,炒白术9 g,黄连6 g,吴茱萸3 g,石斛12 g,麦冬12 g,蒲公英15 g,佛手12 g,炙甘草6 g。7剂。每日1剂,水煎服,分三次温服。同时开导患者保持情绪平和,避免情绪波动剧烈。

2019年4月15日二诊:胃脘胀痛明显缓解,口干口苦减轻,近来乏力懒动,舌脉同前。守前方去麦冬,加生黄芪18 g。7剂。每日1剂,水煎服,分三次温服。

2019年4月23日三诊:患者诸症状已好转,平日心眼小,容易生气,生气后易出现胃脘部不适,予以口服舒肝解郁胶囊2周巩固治疗。

2019年5月6日四诊:患者已无不适,特来告知。

按语:《圣济总录》云:"肝之疏泄不及,胆气不利则胆液上逆,可见口苦,胃脘不舒诸症。"《素问·至真要大论》云:"诸呕吐酸,暴注下迫,皆属于热。"气有余便是火。肝胃气滞,郁而化火,煎熬胃阴,故见胃脘胀痛、口苦口干、舌苔剥脱、脉细无力等肝胃郁滞化火、脾气胃阴两伤之象。处方以四逆散为主方疏肝和胃,佐以四君子汤健脾补气,辅以左金丸清胃泄肝。加石斛、麦冬以养胃生津,佛手以增疏肝解郁之效,蒲公英以清热泻火。胃属土而主受纳,肝属木而主疏泄;土得木疏则健,木得土养则达。肝司疏泄,可促进脾胃之运化腐熟功能。如《血证论·脏腑病机论》所云:"木之性主于疏泄,食气入胃,全赖肝木之气以疏泄之,而水谷乃化。设肝之清阳不升,则不能渗泄水谷,渗泻中满之证在所不免。"而肝血充盈则有赖于脾胃化生水谷精气之濡养。诚如《素问·经脉别论》所言:"食气入胃,散精于肝,淫气于筋。"病理上,肝为刚脏,为五脏之贼,易因情志不畅而失其疏泄条达之性。肝气横逆乘脾犯胃而致胃脘疼痛,在临床最为多见,故《素问·六元正纪大论》有云:"木郁之发……故民病胃脘当心而痛。"胃脘痛从发病到演变和预后都与情志因素密切相关。赵青春教授常在临床实际诊疗过程中采用情志疗法,除对患者进行心理疏导以缓解其就诊的紧张情绪外,还认为耐心倾听、积极开导、解释病情、破除盲区,让患者积极安心治疗也尤为重要。


**医案三**

张某,男,21岁,初诊:2018年5月15日初诊。

主诉:饭后胃痛半年,加重1周。

患者诉半年前因饮食不洁后,间断出现胃痛、泄泻1周余,于当地诊所输液后症状好转。自此之后食用生冷食物即出现胃脘部隐隐作痛、胀满,得热痛缓,伴腹泻。近1周上述症状加重。门诊症见:患者饮食生冷后胃脘隐痛、胀满不适,纳差,不思饮食,平日怕冷,手脚凉,口水多,眠差,多梦易醒,醒后难以入睡,大便时溏。脉虚细,舌淡,苔薄白。

辨病诊断:胃痛。

辨证诊断:脾胃虚寒证。

治法:温中健脾,和胃止痛。

方药:六君子汤加减。党参15 g,茯苓15 g,麸炒白术15 g,甘草15 g,陈皮12 g,砂仁10 g(后下),清半夏12 g,厚12 g,苍术12 g,干姜10 g,远志15 g,首乌藤20 g,公丁香10 g,补骨脂15 g。7剂,每日1剂,水煎服,分三次温服。同时建议并教患者练习八段锦增强体质。

2018年5月24日二诊:患者服上方后诸症状均已减轻,近两日出现面部痤疮,咽痛,眠浅,二便正常。脉虚细,舌淡,苔薄白。方药调整为上方去补骨脂、公丁香、苍术,加当归15 g,牛蒡子10 g,蛇床子15 g,黄连10 g。7剂,每日1剂,水煎服,分三次温服。

2018年6月1日三诊:患者因有事未面诊,家属代诉服上方后患者上述症状均已好转,原方续服1周,余症皆除。

按语:该患属于胃痛之脾胃虚寒证。脾胃为相表里脏腑,《黄帝内经》称胃为仓廪之官,脾胃不但有协作又有分管,脾将营养物质输送全身,胃把代谢废物排出体外,机体通过脾升胃降来维持平衡。患者脾胃虚寒,直接影响了脾胃通降功用,则会出现胃脘胀满难耐,隐隐作痛,消化不良等。又因脾主运化饮食,从而濡养全身,脾虚则倦怠、手足冷。"谷入于胃,洒陈于六腑而气至,和调于五脏而血伤",脾胃虚弱则生化气血津液不足,脑窍亏于濡养,则眠差。赵青春教授以六君子汤加味为主方,治以益气养胃,健脾化湿。上方主药为党参、白术,性温,健脾化湿,益气补中;佐药为茯苓,健脾淡渗除湿,使药为甘草和中缓急止痛;清半夏、陈皮理气化痰;厚朴、苍术燥湿化痰;砂仁、丁香芳香化湿和胃;干姜温中散寒;补骨脂温脾止泻;远志、首乌藤养心安神以助眠,诸药合用,疗效甚佳。二诊因畏寒肢冷、脾胃症状减轻故去补骨脂、公丁香、苍术几味中药,又因见面部痤疮、咽痛,加蛇床子、黄连以清热利湿,加牛蒡子以清热利咽止痛。赵青春教授临证时注重增强患者体质,因八段锦简便易学,故常建议患者练习八段锦已强身健体,有助于疾病的恢复。

**医案四**

孙某,女,52岁。2018年3月13日初诊。

主诉:胃脘灼痛伴嘈杂1月。

患者半年前因暴饮暴食,遂胃脘部灼痛,嘈杂反酸,恶心欲呕,胁肋胀满不适,胸闷痞满,口气臭秽,嗳气频,时干呕,不欲饮食,睡眠尚可,大便质稀,小便黄。舌黯红苔黄厚腻,脉弦滑数。

辨病诊断:胃痛。

辨证诊断:湿热蕴结,肝脾失和。

治法:调和肝脾,清热化湿,条达气机。

方药:半夏泻心汤合麦门冬汤加减。炒白术15 g,茯苓10 g,佛手15 g,竹茹10 g,泽泻 10 g,清半夏 10 g,黄连 5 g,天花粉 15 g,麦冬 15 g,甘草 6 g,旋复花 12 g(包煎),海螵蛸 20 g。7 剂,每日 1 剂,水煎服,分三次服。同时建议患者调饮食,养成良好的饮食习惯,饮食有节有度。

2018 年 3 月 20 日二诊:胃部灼痛、嘈杂、嗳气减轻,胁肋胀满改善,干呕基本消失,食欲增强,余症同前。上方去泽泻,加干姜 5 g,北沙参 10 g,7 剂。服药后胃痛向愈,随访半年胃痛未作。

按语:脾为湿土之脏,胃为燥土之腑,湿生于脾,热聚于胃,湿热结聚胃脘,中焦气机阻滞,可见胃脘灼热嘈杂、反酸、胸闷脘痞;肝脾失和气机不利即见胁肋胀满、大便质稀;胃气上逆则见恶心欲呕,胃经湿热则见口气臭秽、纳呆。肝主疏泄条达气机,以阴血为用,协调脾胃升降。脾胃为气机升降枢纽,水谷充盛气血有源,肝脉得以濡养,肝血充而肝气调。初诊方中炒白术、茯苓健脾益气;佛手疏肝理气;旋复花以降逆止呕,海螵蛸以制酸止痛,竹茹、清半夏、泽泻除湿化痰;黄连清热燥湿;天花粉与清半夏配伍除湿化痰、宽胸理气;麦冬与清半夏配伍燥润相济、降逆止呕;甘草调和诸药。"阳明燥土,得阴自安",赵青春教授重视胃阴濡养,二诊应用北沙参甘凉质润灵动之品,以滋肺胃阴津,另佐少量干姜温阳,使得津液得化,以助复胃阴而降胃腑。他认为临床组方"药不在多,唯求其功,药不贵繁,独选其能,只要符合组方法度,即是良方"。全方寒温并用可除湿热、调和肝脾以利气机,根据病机遣方用药,疗效甚佳。治疗的同时建议患者调饮食,预防疾病反复。

**医案五**

刘某,女,42 岁,职员。2022 年 9 月 3 日初诊。

主诉:反复胃痛胃胀 1 年余,加重 5 d。

患者 1 年前因与家人生气后出现胃脘部胀闷,疼痛不适,胃灼热、反酸、口苦,大便稀溏,就诊于当地医院,行胃镜检查示:慢性萎缩性胃炎伴糜烂,病理示:慢性中度萎缩性胃炎伴中度肠化生,予以西药、中成药(具体不详)治疗后,症状好转。5 d 前患者因食油腻食物后再次出现上述症状,伴加重,患者为求中医诊治就诊于我院,现症:胃脘部疼痛不适,胀满,打嗝后症状减轻,伴灼热感,反酸,时有干呕,口苦,嗳气,纳差,寐可,小便清长,大便稀溏,每日 1~2 次。舌淡红,苔黄白相间,脉弦。

辨病诊断:胃脘痛。

辨证诊断:寒热错杂证。

治法:寒热平调,健脾和胃。

方药:半夏泻心汤加减。半夏 12 g,黄芩 9 g,黄连 3 g,干姜 9 g,党参 15 g,吴茱萸 5 g,枳壳 9 g,厚朴 9 g,炒麦芽 20 g,炒谷芽 20 g,大枣 6 枚,炙甘草 9 g。7 剂,水煎,每日 1 剂,分两次温服。

2022 年 9 月 10 日二诊:服药后胃脘部疼痛不适、胀满明显好转,纳食增加,口苦减轻,干呕除,小便可,大便成形,仍有反酸,上方去吴茱萸,干姜易为 6 g,加浙贝母 9 g,瓦楞子 5 g,7 剂。

2022 年 9 月 17 日三诊:上述症状明显好转,又继服上方 14 剂,患者未诉特殊不适,随访 1 年未复发。

按语:《素问·至真要大论》曰:"诸呕吐酸,暴注下迫,皆属于热……诸病水液,澄澈清冷,皆属于寒。"本案例患者既有胃部灼热、反酸、口苦、干呕,又有小便清长,大便稀溏,属于寒热错杂之证。该患者由于情志内伤及饮食不当,伤及脾胃,脾胃纳运失司,升降失常,燥湿不济,寒热错杂,发为胃脘部疼痛不适、胀满、反酸、小便清长、大便稀溏等症;脾虚日久,气运不畅,郁而化火,虚火循经上炎,则见口苦;舌淡红,苔黄白相间,脉弦为寒热错杂之象,故治当辛开苦降,平调寒热,健脾和胃。方用半夏泻心汤加减,方中以半夏辛开而散结,苦降而止呕;干姜、吴茱萸辛温散寒止呕,黄连、黄芩泻热,其中半夏、干姜辛热,其性主升,黄芩、黄连苦寒,其性主降,寒热并用以调畅脾胃升降之气机;党参、大枣益气健脾,枳实、厚朴行气消胀,炒麦芽、炒谷芽健脾开胃,浙贝母、瓦楞子制酸止痛,甘草调和诸药,本方共凑和中降逆、寒热平调之功效,气机调畅,脾胃升降功能恢复,则诸症皆除。胃属阳明燥土,阳明阳旺受邪易从热化,太阴湿土受邪易从湿化,即章虚谷所谓"人身阳气旺,即随火化而归阳明;阳气虚,即随湿化而归太阴"(《医门棒喝》),湿热蕴郁于脾胃,气机壅滞而胃痛,临床可见胃脘灼热胀痛,痞满,嘈杂不适,口渴不欲饮,舌苔黄腻。予苦辛通泄法,辛开苦降,开邪化湿,输转气机最能收效,但不可见有苔腻脘痞而独用香燥之品辛宣展气,每致湿虽化而热不除,变生燥热;不可见脘灼苔黄,或检出 Hp,便独进苦寒清解,致热虽拔而湿不去冰伏气机。辛热药与苦寒药配伍组成苦辛通泄之剂,既能开泄湿热,治典型的湿热证,更能平调寒热,治寒热错杂证,方用半夏泻心汤加减。

### 医案六

李某,女,61 岁。初诊日期:2019 年 7 月 6 日。

主诉:胃脘痛 1 年,加重 1 月

患者 1 年前感胃脘隐痛,胀闷不舒,连及两胁,得嗳气、矢气稍缓,偶有反酸,时有口苦;烦躁易怒,大便欠实,冬时畏寒,近 1 月上述症状发作频繁,现症见:舌淡红而胖、苔薄腻微黄,脉细弦数。胃镜检查示:慢性萎缩性胃窦炎急性活动期伴轻度肠上皮细胞化生,反流性食管炎。西医诊断:慢性萎缩性胃炎急性活动期,胃食管反流病。

辨病诊断:胃痛,吐酸。

辨证诊断:肝郁脾虚,寒热错杂。

治法:疏肝健脾,平调寒热。

方药:四逆散合半夏泻心汤加减。柴胡 9 g,炒白芍 12 g,枳壳 9 g,制半夏 9 g,干姜 6 g,黄连 6 g,黄芩 9 g,党参 12 g,煅瓦楞子 24 g,炒刺猬皮 9 g,蒲公英 18 g,白花蛇舌草 30 g,丁香 6 g,怀山药 15 g,炙甘草 6 g。7 剂。每日 1 剂,水煎服,分三次温服。

2019 年 7 月 13 日二诊:胃脘隐痛、胀闷感缓解,嗳气、矢气明显减少,口苦几除,大便日趋成形。近多尿频,黄腻苔渐化。守方去黄芩、蒲公英,加菟丝子 15 g、覆盆子 15 g。14 剂,每日 1 剂,水煎服,分三次温服。

2019 年 7 月 27 日三诊:胃脘隐痛偶作,情绪波动时明显,嗳气、矢气、口苦不显,大便坚。尿频仍有,近有失眠。守方去丁香,加佛手 12 g、朱茯苓 15 g。14 剂,每日 1 剂,水煎服,分三次温服。

2019 年 8 月 10 日四诊:症状已平,嘱忌生冷肥甘,注意调畅情志。3 月后电话随访患者诸症状已消失,未再复发。

按语:患者胃痛脘胀,连及两胁,得嗳则缓,肝胃气滞无疑。口苦、烦躁、苔黄与便溏、畏寒、舌胖并见,寒热错杂确凿。方以四逆散为基础方疏肝和胃,合用半夏泻心汤寒温并用(黄芩、黄连苦寒与半夏、干姜辛温同用),正与该案之病机契合。加怀山药取其健脾化湿实便之效。方中另加煅瓦楞子制酸止痛,加蒲公英、白花蛇舌草、炒刺猬皮、丁香以增强清热解毒、行气化瘀之功,也正是李教授治疗萎缩性胃炎伴肠化的经验用药。赵青春教授临证首以四逆散为底方,依据不同变症合用他方:见食入难化,食后困倦,有脾虚之扰者,合《太平惠民和剂局方》之四君子汤、保和丸;见胃中作冷,空腹痛甚,按之则舒,兼中阳虚损者,合《金匮要略》之黄芪建中汤、小建中汤;见畏寒肢冷,久泻不止,兼中阳不振者,合《三因极一病证方论》之附子理中汤、理中汤;见心下痞闷,兼有寒热错杂之象者,合《伤寒论》之半夏泻心汤;见胃痛滞重,便溏质黏,兼胃肠湿热者,合《医原》之藿朴夏苓汤、香连丸;见胃脘痞胀,连及两胁,胀痛较剧者,合《太平圣惠方》之金铃子散;见胃脘嘈杂,呕吐酸水,晨起口苦,肝胃郁滞有化热之象者,合《丹溪心法》之左金丸。赵青春教授以四逆散为主方治疗胃脘痛,除择机组合他方外,加入单味药也有经验可循。见胃病出血者,加仙鹤草、茜草炭、白及炭等;见萎缩性胃炎伴肠上皮细胞化生者,加炒刺猬皮、蒲公英、白花蛇舌草、虎杖根等;见长期便秘、津亏肠燥者,加火麻仁、郁李仁、制大黄等。

## ▶▶ 参考文献

[1]沈金鳌.杂病源流犀烛[M].北京:中国中医药出版社,1994.

[2]王冰.重广补注黄帝内经素问[M].沈阳:辽宁科学技术出版社,1997.

# 郁　证

## ▶▶ 一、疾病概述 ●

"郁证"病名初见于《医学正传》,祖国医学中的郁证主要是由于情志不畅,气机郁滞,脏腑功能失调所致,临床症则以心情抑郁,情绪不宁,胸胁胀痛,或易怒善哭,以及咽中如物梗塞,睡眠障碍等表现。郁证既可以是独立的单一病症,又可以是多种疾病中交织所致的气机阻滞,气血津液运行紊乱,脏腑机能失衡。

## ▶▶ 二、病因病机 ●

### (一)脾胃对郁证的影响

《灵枢·本神》"脾藏营,营舍意";《素问·宣明五气》云:"心藏神……脾藏意,肾藏志。""意"为精神活动的一种表现,包括记忆、思维等认知活动,为脾所主。脾主运化,水谷精微化生营气,用以滋养"意",故神志活动的基础在于脾藏营功能的正常。"舍",译为居住,营舍意就是意居住于营,表示人的意识和记忆等精神活动的发生离不开营血的灌溉和濡养。赵青春教授认为,由于肝主情志、脾主思虑,若肝失条达,气失疏泄,易致肝气郁结;久郁则易伤脾,出现忧思过度;脾失健运,生化无源,营血亏虚,进而形成心脾两虚或心神失养。故郁证的发病多与肝、心、脾三脏有关。其中脾居中土,乃气机升降之枢纽,故调畅脾胃气机,安和五脏是治疗本病的关键。正如《证治汇补》所云:"治郁之法多以调中为要者,无他,盖脾胃居中……治宜升发运动,鼓舞中州,则三阴三阳之郁不攻自解矣。"脾胃为后天之本,全身气机之枢纽,其所化生的气血津液是情志活动的物质基础,故需重视脾胃气机对郁证的影响。

### (二)胆失决断对郁证的影响

《素问·灵兰秘典论》曰:"肝者,将军之官,谋虑出焉。胆者,中正之官,决断出焉。"在生活和临床实践中常可发现,刚毅果断之人,常处事平和,情志畅达,即使遭遇重大生活变故导致抑郁,亦病情较轻,常可自愈。反之,优柔寡断、遇事善惊之人易发抑郁,即使医者用药后治愈,其在生活中稍遇不良精神刺激或者躯体症状稍有反复则又复发,往往病情缠绵,难以根除。《灵枢·邪气脏腑病形》曰:"胆病者,善太息,口苦,呕宿汁,心下澹澹,恐人将捕之,嗌中吩吩然,数唾。"亦说明"心下澹澹,恐人将捕之"的胆失决断之人会出现"善太息"的抑郁表现。

胆的生理特性是藏而不泻,胆汁是能使人作出决断的精微物质,胆汁不充则胆失决断,其人稍遇情志刺激则抑郁。故保持胆汁的充盈,恢复"肝大以坚,胆满以傍"的生理状态是治疗抑郁症的基本思路,而胆汁的充盈又有赖于其生化有源和藏而不泻。《东医宝鉴》曰:"肝之余气溢入于胆,聚而成精。"肝为血海,若肝血旺盛则生余气,聚而成胆汁。若胆汁充盈,则人多谋善断,情志畅达。肝血旺-胆汁充-肝气疏的思辨过程也与叶天士"肝体阴而用阳"之说相契合。气血同源,精血亦同源。肝主藏血,肝血的旺盛有赖于脾胃所化生之水谷精微资助和肾先天之精的充养,正如《四圣心源》所言:"盖厥阴肝木,生于肾水而长于脾土。水土温和,则肝木发荣,木静而风恬。"故若患者因饮食不节或劳倦过度等造成脾胃气虚,或者因房事不节或先天禀赋不足等造成肾精亏虚,均可导致肝血虚无力化生胆汁,进而导致胆虚肝郁。

### (三)肝郁气滞对郁证的影响

《景岳全书》认为"因郁而病"更符合抑郁症的发病特点。这使我们认识到两点:一是内环境的刺激是引起抑郁症的根源,情志失常因素,为治病求本;二是心神的影响,但这种作用尚依赖于肝调畅气机的功能。气机通畅,气血协调是正常情志活动的根本保证,也就是说,抑郁症与肝关系密切。《证治汇补》记载:"郁病虽多,皆因气不周流,法当顺气为先",顺气之法,首责于肝,肝失条达,气失疏泄,治以疏肝理气。肝喜条达而恶抑郁,肝为风木之脏,主疏泄而藏血,其气升发,是一身气机调节的枢纽。其主疏泄功能可调畅气机,保持正常的脏腑功能,而正常的脏腑功能又是良好情志活动的基础。《类证治裁》云:"肝木性升散,不受遏阻郁,郁则经气逆"。可以看出,肝主升主动,是人体气机通畅的重要因素。肝疏泄正常,则气机通畅,血脉畅通,气血运行功能正常;若肝失疏泄,则血脉不畅而脉络淤阻,而造成气血失和。陈士铎提到:"夫肝气最喜条达,一遇忧郁之事,则淫滞而不可解",他认为本证多与肝气郁结有关。赵青春教授认为肝郁证在老年抑郁症患者中最多,多发生于春天。认为其中医病机为:肝内藏生升之气,肝气通于春而生发,则气血调和,脏腑安定,生机不息。《素问》中载:"五十岁,肝气始衰,肝叶始薄,胆汁始减,目始不明。"因此,如果肝气郁结,肝失疏泄,常见情绪低落,悲忧喜虑。故肝失疏泄功能失常,气机不畅在抑郁症发病过程中起着重要作用,常表现为情绪抑郁、善叹息、烦躁、胸胁乳房和或少腹胀痛、悲观厌世、脉弦。

### (四)阳气不足对郁证的影响

《易经》中明确提出"阳主动"理论,长久以来随着阴阳学说逐渐应用,历代医家更加注重阳气的主导作用。《内经》的阳气理论受到《周易》"太极、两仪"的启发和影响,并在此基础上发展完善,通篇中有162篇出现了"气"与"阳气",强调阳气主导作用的同时,尤其强调"肾阳"的主导作用,提出了诸多关于"阳虚"或"阳气不足"而致郁的描述,如《素问·生气通天论》中载文说明了阳气的充盈与人的精神活动密切相关:"阳气者,精以养神"。有诸身阳气充盈,则机体精神饱满,形体方得以濡养之义;《素问·脉解篇》中则提出了"阳气尽导致寡者喜静恶动而独处"的理论。原文曰:"阳尽而阴盛,故欲独闭户牖而居";《灵枢·行针篇》曰:"多阳者多喜"。阳气不足,其主导作用下降,推动无力,喜欢关门闭窗独自居住;阳气充足,精神矍铄,机体多喜乐,反之阳气不足,精神失养,则易生忧思。这与现代医学中描述的抑郁症患者意志思维活动减退、精神情志丧失、疲劳乏力,喜好独处,易怒善哭的症状和表现极为相似。有研究表明,抑郁症发病常于人近中年,此时又恰为人体一身阳气开始由盛转衰之际;或多于秋冬季起病,又恰为自然界阳气由春夏之盛向秋冬之衰转变之际,提示抑郁症起病和发作的病因病机与人体和自然界阳气虚衰密切相关。《景岳全书·中兴论》曰:"阳主神"。《伤寒质难》中提出"阳常不足,当补阳"的论述。进一步明确并诠释和强调了机体阳气在主宰人的生命活动、心智思维、忧思悲喜和精神情志方面扮演的重要角色,根据阳气主升、主动、主兴奋、主温煦、主推动的特点,结合郁证情绪低落、意志消沉的"阴性"表现,推理阳气不足与抑郁症发病存在一定的关联性:"阳气充盈者,好动志喜,乐于出喜交友,精神满,神充沛;反之,喜独处,志多忧伤,精神萎靡,神气散。肾阳为一身阳气之根"。肾藏精而能催精化气,肾气分则从生阴阳,《素问·上古天真论》中有关于男子、女子个体生老盛衰过程的描述,多认为其生长发育之源。头为肾气,而肾阳是肾气中起到温煦、升腾、兴奋、发散、鼓动、促进和推动作用的关键物质,换言之,肾阳主导女子之"七"数和男子"八"数,激发脏腑精气,决定个体的生长繁殖进程,调控机体发育和盛衰,进而主导人体整个生命发育的全过程。《医旨绪余》中载:"肾间元气,人之生命也",强调肾气的作用。《难经》提出:"肾之动气,乃五脏六腑之本"。故有"五脏之阳气者,肾阳升则五脏阳气皆升,非肾阳不升而不能发"之说。宋代之前对肾阳的了解相对模糊,随着医学实践和阴阳哲学思想的渗透,原有的肾气理论不能完全解释部分生理病理现象,宋代以后的医家逐渐将"肾阳"从"肾气"理论中诠释出来,并在"命门穴说"的基础上逐渐完善,明代温补学派薛己继承前人思想,温脾胃,滋肾命,重"肾阳",形成了"肾阳是一身阳气之根本,是激发人体全身阳气的热量源泉"的主流学说。肾阳作为人体生长发育生殖的动力和热量源泉,其在肾中的充盈程度决定了一身阳气的盛衰,只有肾气充盈才能振奋一身之阳气,鼓动周身之阳气调控情志和思维活动;肾气不足,推动无力,就会使机体主动性降低,表现出情绪低沉、心境不疏、倦怠乏力、喜欢独处、性欲下降、嗜睡昏沉、无助、自卑甚至出现厌世自杀的想法和倾向,与现代医学上对抑郁症相关临床症状和体征的描述有诸多相似之处。抑郁症患者亦可以在后期药物调摄作用下,调和脏腑阴阳,减轻症状或恢复平态。由此可见肾阳通过调控全身阳气,肾阳不足继而导致抑郁症状的产生,甚至影响其发展和预后。阴阳失去平衡后会产生郁证,所以阳气是否充足,在郁证发病时有着重要作用。

## ▶▶ 三、辨证论治

### （一）从脾胃论治郁证的思想

赵青春教授治疗郁证多遵从李东垣"内伤劳役伤脾气,饮食伤胃伤其形"的脾胃观,认为其"内伤"是指由于巨大的精神、心理压力或情绪刺激引起的疾病,与现代社会生活、工作节奏加快所致的心身疾病十分相似,易导致一种"抑"的状态,具体表现为闷闷不乐、情绪低落、忧思多虑、食少纳呆、便溏等症状。故其临证常用升阳益胃汤合甘麦大枣汤加减治疗,使脾胃气机调畅,五脏得舒,抑郁自除。

升阳益胃汤源于李东垣的《内外伤辨惑论》。书中载有:"脾胃虚则怠惰嗜卧,四肢不收,时值秋燥令行,湿热少退,体重节痛,口苦舌干,食无味,大便不调,小便频数,食不消,兼见肺病,洒淅恶寒,惨惨不乐,面色恶而不和,乃阳气不升故也,当升阳益气,名之曰升阳益胃汤。"原方由黄芪、半夏、人参、白芍、羌活、独活、防风、橘皮、茯苓、柴胡、泽泻、白术、黄连、炙甘草14味药物组成,主治脾胃气虚,湿热内阻之证,有益气升阳,清热除湿之功。脾胃之气虚弱不足,则影响阳气上升外达,故云"阳气不伸";加之其湿热以湿多热少为主,易困遏清阳而致郁。《内经》有言"劳者温之"、"损者益之"、"陷者举之",方中以黄芪、党参、甘草三味补益脾胃之元气;半夏和胃降逆,与甘温补益之黄芪、党参相伍,升脾阳,和胃气,使清升浊降,脾胃安和。佐以羌活、独活、柴胡、防风等气轻味薄之风药,引胃气以上腾,除湿而升清阳,阳气复其本位,则浊阴自降,湿邪可除。方中配伍少量柴胡,可助辛甘之味引元气之升。针对脾胃气虚,湿热内阻的病机,佐以黄连、泽泻、茯苓清泄湿热而降浊阴。"气乱于胸,清浊相干",故以陈皮理气,且可防诸甘药之壅滞。白芍敛阴调荣,引药入营,并制风药辛散之性。方中寓有黄芪六君子益气健脾之义,脾胃之气上升,阴火自行敛降;黄芪六君子配伍白芍、柴胡、羌独活调和气血,气血通畅,则营卫调和。全方脾肺同调,补中有散,升降相因。补益药与风药相须为用,温补而无呆滞之虞,升散而无耗气之弊。可使脾虚得补、清阳得升、湿热得清,诸证自愈。综观全方配伍,均立足于中焦,重在恢复气机的升降出入。赵青春教授认为脾胃功能是调畅情志、疏理气机的重要基础之一。神志活动以脏腑间协调、和谐为前提,故与脏腑气机的关系密切。脾胃位中,通连上下,既是五脏六腑、四肢百骸赖以滋养和生存的"后天之本",又是气机升降和出入的"枢纽",是主持人体神志活动的关键。而升阳益胃汤治疗郁证,除以六君子益气健脾之外,益以防风、柴胡及羌活、独活等具有走动、向上、散湿、除痒等特性的风药助肝气疏泄,使脾土升降恢复正常,以达到调畅脾胃气机的作用。

甘麦大枣汤记载于张仲景的《金匮要略》,原文言:"妇人脏躁,喜悲伤欲哭,象如神灵所作,数欠伸,甘麦大枣汤主之。"赵青春教授指出,叶天士在仲景运用甘麦大枣汤治疗脏躁基础上,拓展治疗惊、郁、悲等其他情志疾病。甘麦大枣汤治疗"妇人脏躁,悲伤欲哭,状如遇祟者",其病机属于"中土不振则木来乘之"。叶天士运用五行生克制化规律,揭示甘麦大枣汤方的蕴意:心属火,脾属木,甘麦大枣汤不仅通过甘草、大枣以益脾土,且可借助"火为土之母"的关系,通过小麦补心的方式,以助于增强脾土的功能。"脾土为万物之母",中焦为气血生化之源,"火土有权"而"中宫有恃",则脏躁病证得愈。由此可见,甘麦大枣汤所主治的脏躁,涉及脏腑为脾、心与肝,主要责其脾土虚而肝木乘犯,故而通过甘麦大枣汤调补心脾,以使火土有权,则中宫有恃病自安全,方虽为调和心、肝、脾三脏,但更侧重于健脾益气。赵青春教授临床常用本方加生地、麦冬、生白芍、北沙参、天冬等药以滋阴养津。若肝风内动过亢,则再配伍生牡蛎、石决明等重镇潜阳之品,以"收敛浮越之气"。

### (二)从胆失决断论治郁证的思想

临床治疗上,若患者胆虚肝郁(以神情抑郁、善太息、心悸胆怯为核心症状),并兼有头晕疲惫、面色无华、失眠健忘、舌淡苔薄、脉沉细无力等气血两虚的症状,可用疏肝健脾、益气养血逍遥散加减;若患者肝郁显著,出现胁肋疼痛、脘腹胀闷等症状,可合用疏肝解郁、行气止痛的柴胡疏肝散;若气血两虚显著,可合用益气养血的归脾汤。若患者胆虚肝郁,并兼有头晕耳鸣、腰膝酸软、潮热盗汗等肾精亏虚症状,治宜滋水涵木,可用六味地黄丸加减,肝郁明显者,可合用一贯煎。

气郁、痰、火、瘀血等均是抑郁症的重要病理因素,故清除痰、火、瘀血等病理因素,恢复胆清净宁谧、藏而不泻的生理特性,亦是治疗抑郁症的重要思路。若患者胆虚肝郁,兼有胸胁胀闷、呕恶、头晕目眩、苔白腻、脉弦滑等痰湿中阻的临床表现,可用利胆和胃、理气化痰之温胆汤加减;若伴有咽中如有异物梗塞、吞之不下、咯之不出的症状,可合用行气开郁、化痰散结之半夏厚朴汤。若患者胆虚肝郁,伴有急躁易怒、胸闷胁胀、头痛目赤、舌红苔黄、脉弦数等肝郁化火的表现,可用疏肝解郁、清肝泻火之丹栀逍遥散加减;肝火实重者,可合用龙胆泻肝丸;若患者胆虚肝郁,兼有胁下痞硬、刺痛拒按、舌下脉络瘀阻等气滞血瘀的表现,可用活血化瘀、行气止痛之血府逐瘀汤加减。

### (三)从肝郁气滞论治郁证的思想

针对肝郁气滞型的郁证患者应重视疏肝理气。可选用柴胡疏肝散加减。治疗肝气郁结一定要用血分药养血药如当归、白芍。胁肋胀满疼痛者,加郁金、青皮、佛手疏肝理气。肝气犯胃,胃失和降,暖气频作,脘闷不舒者,加旋覆花、代赭石、紫苏梗、法半夏和胃降逆。兼食滞腹胀者,加神曲、麦芽、山楂、鸡内金消食化滞。肝气乘脾而见腹胀、腹痛、腹泻者,加苍术、茯苓、乌药、白豆蔻健脾除湿,温经止痛。兼血瘀而见胸胁刺痛(痛有定处),舌有瘀点、瘀斑,加当归、丹参、郁金、红花活血化瘀。如气郁化火则选用丹栀逍遥散加减。

### (四)从阳气不足论治郁证的思想

在治疗阳虚型抑郁症需要秉承扶阳温阳、扶正祛邪原则,即"益火之源,以消阴翳"。在《伤寒论》中,治疗阳虚阳郁证多以温补肾阳为主,同时辅以扶正祛邪的方法。常用方剂如四逆汤、附子理中汤等,主要药物包括附子、干姜、人参等,具有温阳散寒、补气健脾的作用。

## 四、临证体会

### (一)重视顾护脾胃

当郁证日久,肝木乘土,可导致脾胃功能紊乱,进而影响气血的生成和运输。治疗过程中应注意顾护脾胃,常选用:茯苓、白术、陈皮等。

### (二)重视调气行血

赵青春教授认为郁证病机多为气血失调,通过调畅气机,调气以和血,达到"五脏安定、血脉和利"的目的,常选用柴胡、白芍、川芎以及花类药物。

### (三)重视心理诉求

治疗时注意与患者沟通,耐心倾听患者的诉求,鼓励患者与人交流,培养兴趣爱好,缓解紧张、焦虑、烦躁的情绪。

## 五、典型医案

**医案一**

张某,男,48岁,于2022年6月20日初诊。患者自幼父母离异,母亲独自抚养。精神创伤,生活孤独,郁闷寡欢。近20年工作不顺心,焦虑日渐加重,每日自觉头懵脑胀,失眠健忘,易发怒,平素嗜食牛肉汤。当地医院诊为"躯体抑郁症"给予劳拉西泮、帕罗西汀等西药,坚持服用数月效果不明显而于门诊求治。

患者夜寐多梦,胸闷,气短,乏力,精神疲惫,无故伤心落泪,虽有饥饿感但不欲饮食,遇事反复纠结,决断力差,口苦、口干,善太息,双目干涩,目眵较多,上午尤感头晕,大便不畅。舌尖红边有齿痕、苔黄腻,脉沉滑。

辨病诊断:郁证。

辨证诊断:痰火内扰。

治法:清热化痰。

方药:黄连温胆汤加减。醋北柴胡12 g,白芍15 g,炒枳壳10 g,陈皮10 g,清半夏10 g,茯苓15 g,薏苡仁20 g,百合10 g,黄连3 g,合欢花20 g,合欢皮20 g,石菖蒲10 g,蜜远志10 g,夜交藤30 g,党参12 g,竹茹8 g,龙骨(先煎)30 g,牡蛎(先煎)30 g,甘草6 g。7剂,水煎服,早晚各一剂,温服。

2022年6月27日二诊:神态明显好转,情绪较前愉悦。胸闷气短明显减轻,大便顺畅,睡眠有所改善,已自行停服劳拉西泮。口苦、口干减轻,胃纳改善,目眵较多,双目尚干,大便黏腻似有痰样物,次数多,舌苔黄腻较前改善,脉滑。上方减党参,继服 14 剂。

2022 年 7 月 11 日三诊:神态已佳,无情绪低落,全身不适明显改善,纳食口味亦改善,口苦、口干较前减轻,睡眠基本正常,偶尔做梦,自觉不耐劳累,大便溏软,便质有胶水样物,上方略加出入,继服 14 剂。

2022 年 7 月 26 日四诊:现患者情绪稳定,全身无不适,睡眠及饮食规律,对生活工作充满自信乐观,继以前方化裁制成丸剂以巩固疗效。

按语:本案患者平素饮食不节,嗜食肥甘,积湿生痰,因痰生热,痰热上扰,故失眠易怒;痰郁化火则见口干、口苦;舌苔薄腻,为痰热内扰之征。治当燥湿化痰、清热除烦,方用黄连温胆汤(由温胆汤加黄连而成)。温胆汤的古书记载,最早见于唐代孙思邈《备急千金要方·卷十二胆腑·胆虚实第二》篇,有云:"治大病后,虚烦,不得眠,此胆寒故也,宜服温胆汤方。"方中君以黄连清心除烦;臣以清半夏、陈皮理气燥湿化痰;竹茹清中焦之热;炒枳实加强行气导滞之力;茯苓、薏苡仁健脾化湿;佐以石菖蒲、远志加强祛痰化湿、宁心安神的作用;煅龙骨、煅牡蛎重镇安神;合欢花、合欢皮、醋北柴胡疏肝解郁。甘草为使,调和诸药,兼和中护胃。诸药配合,痰热得化,胆腑得安,心神得宁,肝气得疏,气机得顺,且清热不助湿,化痰不增热,行气不伤正,效果显著。


**医案二**

王某,女,71 岁,于 2021 年 11 月 13 日初诊。

抑郁、悲伤喜哭 2 年余。患者平素情绪抑郁,喜静少言,左眼视物不清,全身乏力,易汗出,左上肢活动不利,右手手指麻木,双足麻木,疼痛,自觉发凉,上身畏热,下身畏寒,纳差,眠尚可,大便每日一次,便干臭秽,小便黄,舌淡,苔白厚,脉弦硬。

辨病诊断:郁证。

辨证诊断:脾肾阳虚。

治法:温中祛寒,振奋肾阳。

方药:四逆汤加减。黑顺片(先煎)15 g,干姜 10 g,淫羊藿 15 g,巴戟天 15 g,仙茅 15 g,北柴胡 10 g,郁金 10 g,炙甘草 6 g。7 剂,水煎服,早晚各 1 剂,温服。嘱患者清淡饮食,忌食生冷,适寒温,规律作息。

2021 年 11 月 20 日二诊:患者诉抑郁悲伤同前,现见胸闷、气短、乏力、四肢麻木、疼痛、全身畏风、汗出同前,活动后明显,左眼视物较前略微清晰,纳眠可,大便正常,小便量少,夜尿 2 次,舌颤,苔白厚腻,脉弦硬。患者左目视物有改善,故加枸杞子 20 g,四肢麻木疼痛,加威灵仙、麻黄以散寒止痛。继服 14 剂。

2021 年 12 月 5 日三诊:患者情绪较前明显好转,仍有气短乏力,上述症状明显减轻,无其他明显不适。继服前方 14 剂。

按语:本案患者年老体衰,脾胃虚损,不能化生元气下充两肾之间,以至命门之火衰微,釜下无火,则中焦不温,阳光消退,阴翳满布,故成此病。脾肾阳虚型抑郁病机与脾肾密切相关,本案例中可见症状有畏风怕冷、四肢麻木疼痛,是因阳气不足,不能护卫周身,则见畏风怕冷,四肢为诸阳之本,阳气衰微,不能温煦充养四肢,不荣则痛,故见四肢麻木疼痛,这是患者处于脾肾阳虚的表现,所以需要重视温阳药物在临床上的治疗效果,通过温补阳气的方式来提高患者机体活力,进而对患者抑郁症状进行有效改善。所以在治疗阳虚型抑郁症需要重视扶阳、温阳的原则,重视"益火之源,以消阴翳"的治疗原则。四逆汤方中黑顺片辛甘大热,上助心阳、中温脾阳、下补肾阳,为"回阳救逆第一品药"。干姜辛热,走而不守,专散里寒,助附子温经散寒,有回阳之力,故"附子无干姜不热",且干姜长于温脾阳,以壮后天之本。淫羊藿、巴戟天、仙茅三药合用加强温补肾阳之效;炙甘草健脾益气,以资化源,温中养阳。共奏温中祛寒,振奋肾阳之效。

**医案三**

刘某,女,25岁。于2020年7月2日初诊。

患者于1年前大学毕业后,求职不顺利,继之感情受创,情绪逐渐低落,郁郁寡欢,常悲伤哭泣,不愿与人交谈,甚至一度有自杀倾向,曾求治于多家医院,西医诊断为"抑郁症",口服抗抑郁药物效果不佳。患者面色暗黄,神情沮丧,胸闷、签到,纳差,睡眠欠佳,时有颞侧头痛,咽部痰黏不爽。舌淡苔薄白,脉弦细。

辨病诊断:郁证。

辨证诊断:心神失养,气机不畅。

治法:养心安神,解郁除烦。

方药:甘麦大枣汤合越鞠丸加减。淮小麦100 g,大枣20 g,甘草10 g,川芎10 g,香附10 g,焦栀子6 g,建曲15 g,炒酸枣仁15 g。5剂,水煎服,早晚各1剂,温服。并作心理开导。

2020年7月7日二诊:患者情绪逐渐趋于稳定,不再哭泣,夜能入睡,但容易惊醒,饮食欠佳,仍觉乏力;于前方基础上加龙骨20 g,牡蛎20 g,党参10 g,7剂,水煎服。

2020年7月14日三诊:药后,患者独自来诊,精神好转,语言流畅,言语间有笑容。诉症状明显减轻,夜间能睡沉。继服前方。随访至今,未再复发。

按语:方中小麦具有养心、益肾的效果;大枣性温,能够补中益气、养血安神;甘草具有泻心火、调和药性的作用;越鞠丸中以香附行气,川芎活血,栀子泻火,建曲消食,痰郁因气滞湿聚、饮食积滞、火炼邪液等形成,若五郁得解,则痰郁自消,故能以五药化六郁。本患者情绪低落,表情沮丧,伴有头痛、失眠、纳差,是虚中夹实,治在心脾,用甘麦大枣汤养心安神,甘润缓急,伍越鞠丸行气解郁,标本兼顾;甘草、小麦、大枣以其病在神,其治在心,主明则下安,甘麦大枣汤最能安心气、护神明、缓急迫,故获效验。

**医案四**

李某,女,53岁。于2021年3月6日初诊。

患者食欲差,食量小已有25余年,曾行消化系统各项检查,均未发现明显异常,按慢性胃炎诊治效果不明显,于我处诊治。形体偏瘦,面苍白,唇色红,神色略显忧郁,精神不振。闻语声低沉。无食欲,偶胃胀,无嗳气泛酸,口中和,大便质稀,晨起赖床,疲乏无力,兴趣丧失。家庭和睦,子女孝顺却无愉快感,心烦易怒。舌质偏淡,苔薄白,脉沉细微弦。

辨病诊断:郁证。

辨证诊断:少阳太阴合病。

治法:和解少阳,散寒生津。

方药:柴胡桂枝干姜汤加味,药用醋北柴胡 12 g,桂枝 9 g,干姜 6 g,炙甘草 9 g,黄芩 12 g,生牡蛎 30 g,党参 12 g,麸炒白术 10 g,茯苓 15 g,陈皮 10 g,生熟麦芽各 20 g,淫羊藿 12 g。7 剂,水煎服。

2021 年 3 月 13 日二诊:食欲明显改善,精神振奋,神情喜悦,后以此方加味治疗 1 月病愈停药。

按语:患者农民,平素体力劳动多,年轻时家贫,家庭开销大,压力大,形神俱劳,形劳伤脾,脾气虚则"食气入胃,不得散精于肝",土虚不得养木则木虚,再加神劳忧思致木虚不得疏,出现少阳不振,阳郁枢机不利之"默默不欲饮食"。唇色红则为阳郁化热,形体消瘦,神疲乏力,无食欲,便溏,舌淡苔薄,均为脾虚指证,脉沉微弦为阳虚阳郁之因。"见肝之病,知肝传脾,当先实脾"故当升疏少阳,健脾益气。方中柴胡配黄芩一升一降,和解少阳枢机,清解少阳郁热,"肝欲散,急食辛以散之",桂枝、干姜味辛属木,桂为木中木,干姜为土中木,二者可以恢复肝胆升生之气,党参、白术、茯苓、炙甘草、陈皮为异功散,健脾益气,淫羊藿之意在于"五脏之阳气非此不能发"生发少阳、和脾阳。且《本经》言淫羊藿:强志益气力,《大明》言强心力。生牡蛎《本经》言:主惊恚怒气。同柴胡、桂枝配则有升有降有散有收,和调气机。

**医案五**

杨某,女,51 岁,2018 年 10 月 6 日初诊。

患者 3 年前无明显诱因出现情绪持续性低落,失眠烦躁,兴趣减退,注意力下降等症状,遂就诊于当地医院,行心电图、生化、头颅 MRI 等常规检查均未见明显异常,诊断为"绝经期抑郁症",给予抗抑郁药治疗后,症状较前好转。1 月前患者无明显诱因出现上述症状加重,现为求中医药进一步治疗,遂来就诊。目前情绪低落,心烦易怒,眠不实,丑时易醒,注意力不集中,口苦纳差,喜热饮,下肢畏寒甚,月经闭止,二便调,舌尖红、苔薄白,脉沉细。

辨病诊断:郁证。

辨证诊断:肾虚肝郁,心神失养。

治法:温肾助阳、解郁安神。

方药:乌梅丸加减。乌梅 30 g,黑顺片(先煎)30 g,细辛 3 g,桂枝 10 g,花椒 3 g,黄连 10 g,黄柏 6 g,当归 20 g,党参 20 g,炒酸枣仁 30 g,首乌藤 30 g,百合 15 g,醋北柴胡 10 g,清半夏 10 g,炙甘草 g,生姜 3 片,大枣 3 枚。14 剂,水煎服。

2018 年 10 月 27 日二诊:患者情绪低落、心烦易怒、下肢畏寒症状较前明显减轻,但睡眠症状改善不明显,夜里仍时醒,纳少,舌淡红、苔薄白,脉沉细。于前方基础上加丹参30 g,炒桃仁 10 g,醋香附 10 g,21 剂,水煎服。

2018 年 11 月 17 日三诊:患者失眠症状较前明显好转,情绪低落、心烦易怒等症状也较前平稳。上方去桃仁,加女贞子、旱莲草各 30 g,继服 21 剂,每服用 5 付,便停服 2 d 后再服用。随访半年症状平稳,并嘱其调节情志。

按语:本案女子已过七七之年,天癸竭,肾精亏是其病理基础。患者情绪低落,注意力减退,加之下肢畏寒,喜热饮,乃一派阳虚水寒之象。心烦易怒,舌尖红乃肝阳馁弱,日久郁而化火,内扰于心所致。失眠以丑时易醒,符合"厥阴病,欲解时,从丑至卯上"的特点,故可从厥阴论治。结合患者病史及刻下症属水寒木郁,阳郁神颓,郁热内生。故予乌梅丸重用附子以温下清上、攻补兼施、气血双调。《石药验》云"酸枣仁睡多生使,不得睡炒熟",故选炒枣仁、夜交藤、百合以养心安神,柴胡、清半夏暗含小柴胡汤之意,以厥少同治、和枢机,解郁结。诸药合用,可从根本上达到温阳解郁的目的。二诊患者失眠改善不明显,考虑患者失眠已有三年病史,必有淤血,如叶天士所云:"初病气结在经,久则血伤入络。"本案虽未见明显瘀血之象,仍可采用活血化瘀之法,从久病入络论治,瘀血不去,新血不生,因此酌情配伍丹参、桃仁、香附行气活血之品。三诊患者诸症较前平稳,基于"孤阴不生,独阳不长"理论,加女贞子、旱莲草以补肾阴,合诸药从而达到阴阳互根互用,互资互化的目的,故取得了较好的临床疗效。

## ▶▶ 参考文献 ●

[1]易崇勤,赵荣莱.试论"脾藏营,营舍意"的理论在脾胃病诊疗中的运用[J].北京中医,1992(4):15-16.